ERNÄHRUNGS-DOC
Dr. med. Jörn Klasen

DER HISTAMIN MASTERPLAN

Das ganzheitliche Programm
für unbeschwerten Genuss, mehr Energie
und Wohlbefinden

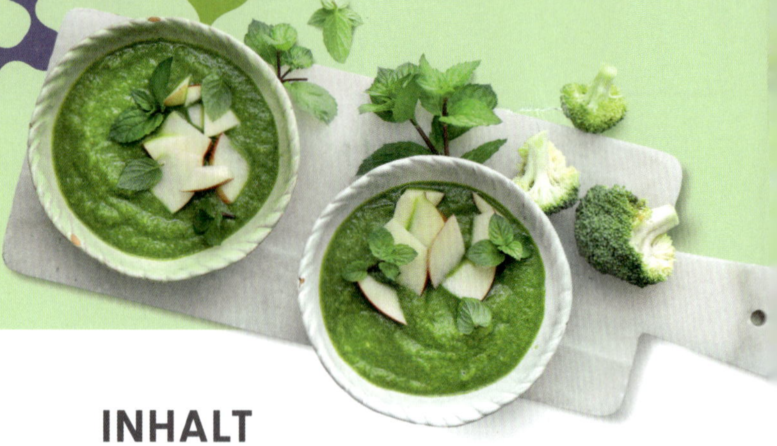

INHALT

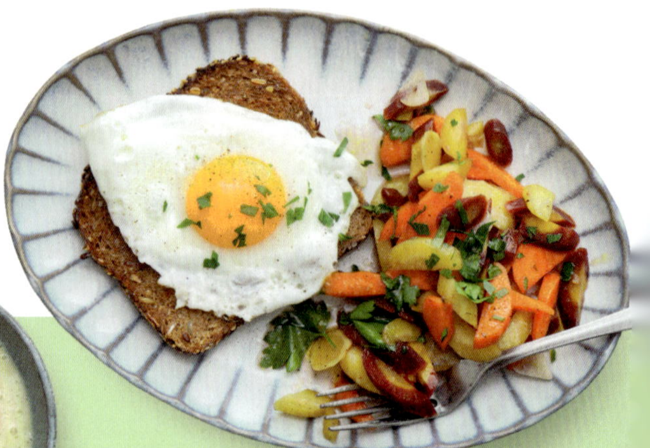

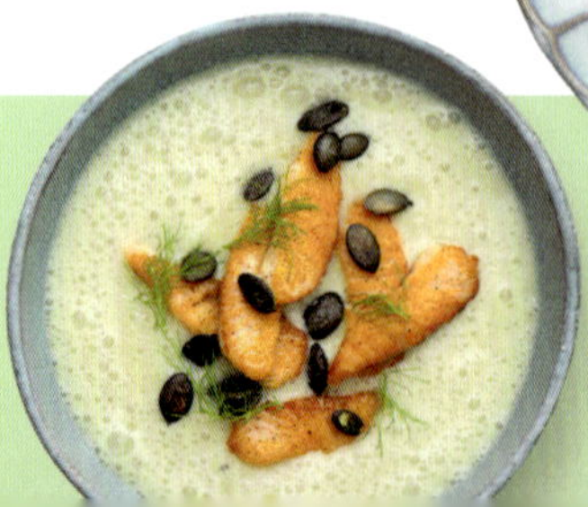

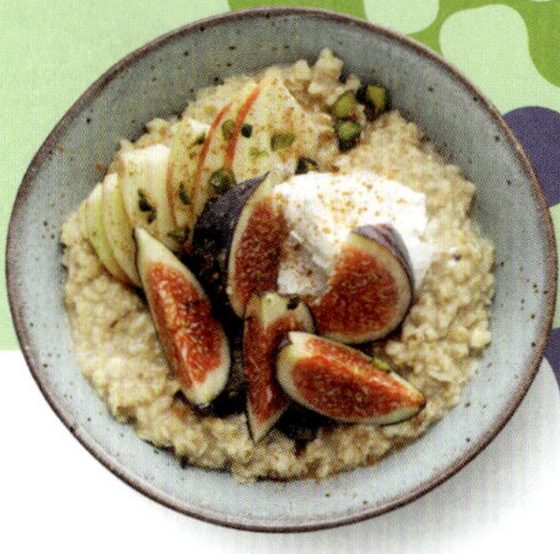

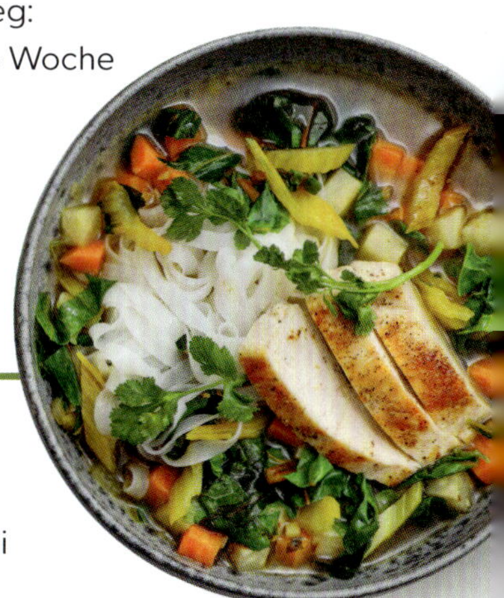

Die Icons bei den Rezepten

- vegan
- vegetarisch
- laktosefrei
- glutenfrei
- reich an gesunden Fetten
- reich an Protein

VORWORT

Liebe Leserinnen und Leser,

Histaminintoleranz – damit verbinden die meisten Menschen schmerzhafte Beschwerden sowie einen stark eingeschränkten Speiseplan mit vielen verbotenen Lebensmitteln. Die gute Nachricht ist: Als betroffene Person kann man sehr viel dafür tun, um die Beschwerden in den Griff zu bekommen und im Alltag wieder sorgloser genießen zu können.

Zunächst möchte ich mit einem Missverständnis aufräumen und einen Begriff berichtigen, der sich vor Jahrzehnten eingebürgert hat. Denn eine sogenannte Histaminintoleranz gibt es nicht. Histamin ist ein wichtiger körpereigener Botenstoff und dagegen kann der Körper keine Intoleranz, also Unverträglichkeit, entwickeln. Der Knackpunkt ist vielmehr ein Zuviel an Histamin im Körper und eine gestörte Balance von Aufnahme und Abbau. Daher spreche ich in diesem Buch von einem Histamin-Überschuss-Syndrom, denn das bringt die Sache auf den Punkt.

Aber egal, wie man dieses Krankheitsbild nennt, Fakt ist und bleibt, dass die Diagnose kompliziert ist und einiges an Engagement von den Betroffenen erfordert. Da die Beschwerden so vielfältig und individuell verschieden sein können und es keine eindeutigen Untersuchungen und Tests gibt, müssen sich Betroffene selbst auf den Weg machen, um Klarheit zu gewinnen. Mit diesem Buch gebe ich Ihnen einen Fahrplan an die Hand, wie Sie diesen Weg selbstbestimmt und erfolgreich gehen können.

Ich erkläre Ihnen, welche lebenswichtigen Funktionen Histamin im Körper erfüllt und dass es mitnichten nur „böse“ ist. Sie erfahren, was passiert, wenn ein Histaminungleichgewicht die Körperbalance aus den Angeln hebt. Und vor allem bekommen Sie Antworten auf die Frage: Was kann ich konkret tun? Mit meinem Masterplan zeige ich, wie Sie Schritt für Schritt herausfinden, welche Lebensmittel für Sie in Ordnung sind und welche nicht. Denn auch hier kursieren viele

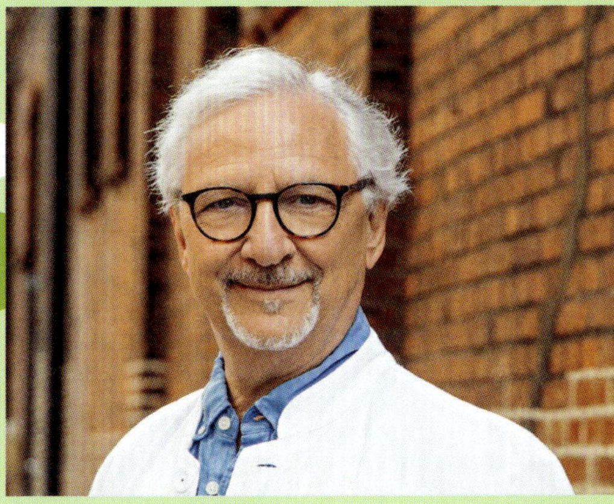

Mythen – es stimmt zwar, dass „Histaminbomben“ wie etwa Alkohol, Fermentiertes, stark gereifter Käse oder Fertiggerichte von den allermeisten Betroffenen nicht vertragen werden. Aber die individuellen Toleranzen sind so unterschiedlich und auch der Histamingehalt von Lebensmitteln variiert aufgrund verschiedener Faktoren so stark, dass hier pauschale Aussagen nicht sinnvoll und zielführend sind. Außerdem spielt es eine große Rolle, wie gut wir das aufgenommene Histamin verstoffwechseln und wie es mit der körpereigenen Produktion von Histamin aussieht.

Mit einem Ernährungs- und Symptomtagebuch wird es Ihnen gelingen, nach einigen Wochen ein klares Bild davon zu bekommen, welche Lebensmittel Ihnen Beschwerden bereiten und welche anderen Faktoren wie Medikamente oder Stress einen Einfluss haben. Danach können Sie nach und nach testen, was Sie tatsächlich weiter meiden müssen und was in Maßen vielleicht doch verträglich ist. Das Ziel soll nämlich nicht sein, dass Sie für immer mit einer langen Verbotsliste durchs Leben gehen. Im Gegenteil! Es geht vielmehr darum, dass Sie dauerhaft nur das weglassen, was Ihnen wirklich Probleme bereitet, und ansonsten zu einem möglichst normalen Essverhalten zurückfinden.

Um Ihnen diesen Weg so leicht – und lecker! – wie möglich zu machen, finden Sie im zweiten Teil des Buches eine bunte Auswahl an alltagstauglichen histaminarmen Rezepten. Die übersichtliche Lebensmitteltabelle (ab Seite 44) und der praktische Wochenplan in der hinteren Innenklappe helfen Ihnen zusätzlich bei der Umsetzung. Sie werden sehen: Auch wenn Sie empfindlich auf Histamin reagieren – auf Genuss müssen Sie deshalb nicht verzichten!

Ich wünsche Ihnen alles Gute!

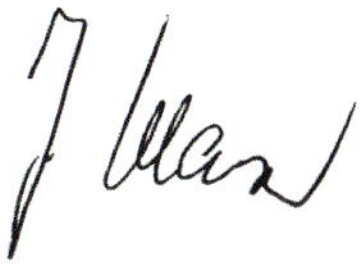

WAS IST HISTAMIN?

Histamin kann bei empfindlichen Menschen eine Vielzahl von Beschwerden auslösen – gleichzeitig erfüllt es im Körper eine Reihe lebenswichtiger Aufgaben. Um zu verstehen, warum ein Zuviel an Histamin für unseren Stoffwechsel problematisch sein kann, lohnt sich zunächst ein Blick auf das, was Histamin eigentlich ist und wofür wir es brauchen.

Histamin ist eine natürliche Substanz, die im menschlichen Körper, aber auch in Bakterien, Tieren und Pflanzen vorkommt. In der Pflanzenwelt dient Histamin der Abwehr von Fressfeinden. Ein bekanntes Beispiel ist die Brennnessel, deren Blätter bei Hautkontakt Histamin abgeben, was das typische Brennen und Jucken verursacht. Biochemisch gehört Histamin zu den sogenannten biogenen Aminen – das sind Abbauprodukte von Aminosäuren (siehe Seite 15). Histamin entsteht aus der Aminosäure Histidin und wird in verschiedenen Zellen gespeichert, etwa in den Mastzellen des Immunsystems, in weißen Blutkörperchen und in Nervenzellen. Die meisten Menschen kennen Histamin vor allem im im Zusammenhang mit Allergien, wenn die Nase läuft, die Augen tränen oder die Haut juckt. Ursache dafür ist die Freisetzung von Histamin und anderer Substanzen durch körpereigene Antigene. Doch Histamin hat auch viele gute Seiten: Es ist ein wichtiger Botenstoff, der in zahlreichen Organen und Geweben aktiv ist.

HISTAMIN HAT VIELE AUFGABEN

Im **Immunsystem** sorgt Histamin dafür, dass Abwehrzellen schnell dorthin gelangen, wo sie gebraucht werden. Es erweitert die Blutgefäße und macht sie durchlässiger, damit körpereigene Abwehrstoffe leichter ins Gewebe gelangen können. Das ist sinnvoll bei Infektionen oder Verletzungen, führt aber beispielsweise bei Allergien zu im Grunde übertriebenen Reaktionen auf eigentlich harmlose Auslöser wie Pollen oder Tierhaare – mit den bekannten Folgen wie Rötung, Schwellung oder Juckreiz.

Auch im **Verdauungssystem** spielt Histamin eine Rolle. Es fördert die Produktion von Magensäure, verbessert die Beweglichkeit der Darmmuskulatur und trägt so zu einer reibungslosen Verdauung bei.

Im **Nervensystem** wirkt Histamin als Neurotransmitter, also als chemischer Botenstoff, und fördert die Kommunikation zwischen den Nervenzellen. Es sorgt dafür, dass wir wach und aufmerksam bleiben, reguliert Appetit und Körpertemperatur und hat vermutlich auch Einfluss auf unsere Stimmung und unser Gedächtnis. Histamin ist also kein Störenfried, sondern ein unverzichtbarer Helfer, der an vielen Stellen gleichzeitig im Einsatz ist. Erst wenn zu viel davon freigesetzt wird oder der Abbau nicht richtig funktioniert, kippt das Gleichgewicht und es entstehen Beschwerden wie Kopfschmerzen, Bauchkrämpfe, Hautausschläge oder Atemnot.

Woher kommt Histamin?

VON AUSSEN

Viele Nahrungsmittel enthalten von Haus aus Histamin – manche sehr wenig, andere sehr viel. Durch Verarbeitung, längere Lagerung oder Reifung kann sich der Histamingehalt eines Lebensmittels zudem erhöhen. Eine Übersichtsliste histaminarmer bzw. -reicher Lebensmittel finden Sie ab Seite 44.

Histaminliberatoren sind Stoffe oder Lebensmittel, die Histamin aus körpereigenen Speichern freisetzen, ohne dass sie selbst viel Histamin enthalten.

Probiotika können ebenfalls Histamin produzieren. Das gilt für probiotische Lebensmittel wie Kefir, Sauerkraut oder fermentiertes Gemüse genauso wie für Nahrungsergänzungsmittel mit probiotischen Bakterien.

VON INNEN

Histamin ist ein körpereigener Botenstoff, den wir ständig selbst bilden. Er wird vor allem in den **Mastzellen** gespeichert und bei Bedarf, etwa bei Infekten, freigesetzt.

Auch **Stresshormone,** Hormonschwankungen oder äußere Reize wie Kälte, Hitze oder bestimmte Medikamente können die Ausschüttung ankurbeln.

Unser **Mikrobiom** erzeugt Histamin, indem die Darmbakterien Eiweiße aus der Nahrung in Histamin abbauen. Je mehr histaminbildende Bakterien im Darm vorkommen, desto mehr Eiweiß wird umgewandelt. Ein ungünstig zusammengesetztes Mikrobiom kann also die Histaminbelastung zusätzlich erhöhen.

DIE SYMPTOME:
So zeigt sich ein Zuviel an Histamin

Ein Histaminüberschuss kann den ganzen Körper aus dem Gleichgewicht bringen und beispielsweise Kopfschmerzen, Bauchkrämpfe, Hautausschläge, Herzrasen oder Erschöpfung hervorrufen. Was die Diagnose schwierig macht: Die Symptome lassen sich nicht eindeutig einem Organ zuordnen und ähneln vielen anderen Erkrankungen.

Ob und wie stark Symptome auftreten, hängt von drei Faktoren ab. Zum einen spielt die Menge an Histamin eine Rolle, egal, ob es mit der Nahrung aufgenommen oder im Körper selbst freigesetzt wird. Entscheidend ist außerdem, wie gut der Organismus in der Lage ist, dieses Histamin wieder abzubauen. Hinzu kommt die individuelle Empfindlichkeit: Jeder Mensch hat eine persönliche Toleranzschwelle gegenüber Histamin, die bestimmt, wie stark er oder sie auf eine bestimmte Belastung reagiert. Kommt es zu einem Ungleichgewicht, entsteht ein Histaminüberschuss. Dabei gibt es keine klare Struktur. Manche Reaktionen zeigen sich schon wenige Minuten nach dem Essen, andere erst Stunden später.

Auch die Intensität kann stark schwanken: Ein Lebensmittel wird an einem Tag problemlos vertragen, am nächsten löst es Beschwerden aus. Das macht die Zusammenhänge oft schwer erkennbar. Typisch ist auch, dass mehrere Symptome zeitgleich auftreten, ohne dass auf den ersten Blick ein Zusammenhang erkennbar ist. Betroffene berichten oft von einer wahren Ärzte-Odyssee, bevor die richtige Spur gefunden wird: Der Kardiologe kann Herzrhythmusstörungen nicht erklären, die Hautärztin sieht keinen Grund für wiederkehrende Rötungen und der Gastroenterologe findet keine Ursache für Verdauungsprobleme. Und doch hängen alle Beschwerden mit demselben Mechanismus zusammen: dem Zuviel an Histamin.

Typische Beschwerden im Überblick

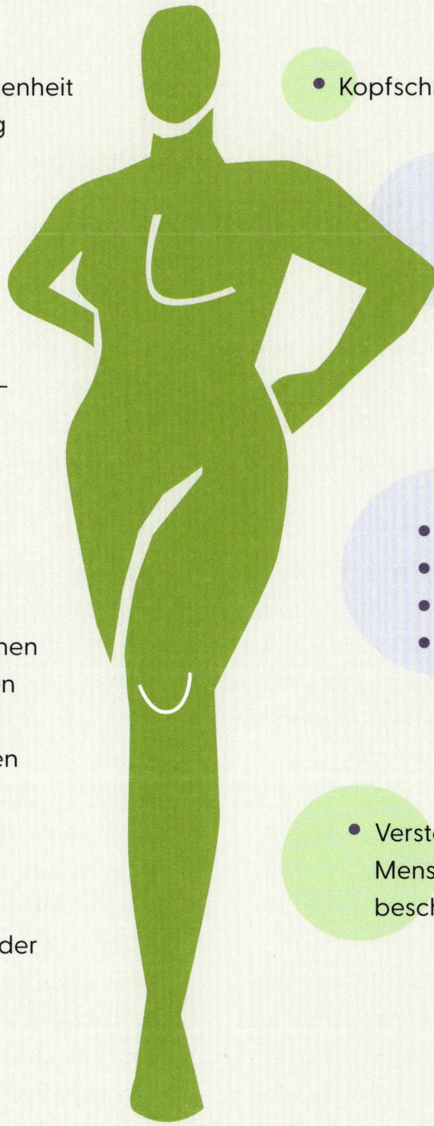

- Müdigkeit
- Abgeschlagenheit
- Erschöpfung

- Kopfschmerzen

- Laufende oder verstopfte Nase, ohne erkältet zu sein

- Herzrasen
- Herzstolpern
- Herzrhythmusstörungen

- Übelkeit
- Bauchschmerzen
- Durchfall
- Blähungen

- Hautreaktionen wie Rötungen
- Juckreiz
- Schwellungen
- Nesselsucht

- Verstärkte Menstruationsbeschwerden

- Schwankender Blutdruck

DIE AUSLÖSER:
Das führt zu einem Histaminüberschuss

Für einen Histaminüberschuss gibt es unterschiedliche Ursachen. Es ist entscheidend, diese zu verstehen, um die Beschwerden gut in den Griff zu bekommen. Ob es um die Ernährung geht, ein aus dem Gleichgewicht geratenes Mikrobiom, um bestimmte Probiotika oder einen gestörten Histaminabbau – die meisten Ursachen lassen sich beeinflussen. Wer diese Stellschrauben kennt, kann gezielt ansetzen.

Für ein Übermaß an Histamin im Körper sind drei Hauptursachen verantwortlich: Entweder wird zu viel Histamin über die Nahrung aufgenommen oder der Körper selbst produziert zu viel bzw. der Abbau des Stoffes ist gestört.

URSACHE 1:
ES WIRD ZU VIEL HISTAMIN AUFGENOMMEN

Unsere Ernährung ist die Hauptquelle für Histamin von außen. Viele tierische und pflanzliche Lebensmittel enthalten es von Natur aus – allerdings in sehr unterschiedlichen Mengen. Hinzu kommt, dass sich der Gehalt durch Lagerung, Reifung oder Gärung erheblich steigern kann.

Histamin ist eine sehr resistente Substanz, die sich durch Braten und Kochen nicht zerstören lässt. Kälte und Hitze setzen ihr ebenso wenig zu wie Laugen und Säuren.

Auch frische Produkte können bei längerer oder unsachgemäßer Lagerung viel Histamin entwickeln. Der Grund: Histamin wird aus der Aminosäure Histidin gebildet, die in allen eiweißhaltigen Lebensmitteln vorkommt. Wie viel davon in einem Produkt enthalten ist, hängt stark von der Art der Verarbeitung sowie vom Frische- und Reifegrad ab. So können identische Lebensmittel völlig unterschiedliche Mengen an Histamin enthalten, manchmal bis zum Hundertfachen. Ein einfaches Beispiel: Lässt man Tomaten mehrere Tage bei Zimmertemperatur liegen, beginnt der Eiweißabbau durch Mikroorganismen und der Histamingehalt steigt deutlich an. Ähnliches geschieht bei der Herstellung von Sauerkraut oder anderen fermentierten Lebensmitteln. Wer empfindlich auf Histamin reagiert, sollte daher bevorzugt sehr frische, möglichst unverarbeitete und eiweißärmere Lebensmittel wählen (siehe Seiten 32 und 15).

Die Wirkung von Alkohol und Medikamenten

Alkohol und bestimmte Medikamente können als sogenannte Histaminliberatoren (siehe Kasten Seite 12) den Histaminspiegel im Körper deutlich beeinflussen. Alkohol (vor allem Rotwein und Sekt) fördert die Ausschüttung von Histamin, und zwar unabhängig davon, wie viel Histamin das Getränk selbst enthält. Daher sind auch histaminarme Alkoholika wie junger Weißwein oder Spirituosen ungünstig. Gleichzeitig hemmt Alkohol den Abbau, unter anderem weil er das Enzym Diaminoxidase (DAO, siehe Seite 14) blockiert, das für den Histaminabbau zuständig ist. Dadurch bleibt das Histamin länger aktiv und kann stärker wirken. Das erklärt, warum viele Betroffene schon auf geringe Mengen Alkohol empfindlich reagieren.

Auch einige Medikamente können Histamin freisetzen. Dazu gehören unter anderem Schmerzmittel wie Diclofenac oder Acetylsalicylsäure (Aspirin), bestimmte Narkose- und Röntgenkontrastmittel, Codein sowie einige Antibiotika. Andere Arzneimittel setzen zwar kein Histamin frei, bremsen jedoch den Abbau – beispielsweise manche Antidepressiva oder schleimlösende Präparate. In beiden Fällen steigt der Histaminspiegel, was die Beschwerden verstärken kann.

Schließlich können Antibiotika und Säureblocker die Artenvielfalt unseres Mikrobioms schädigen und so die histaminbildenden Bakterien begünstigen. Das gilt es zu vermeiden, da ein intaktes Mikrobiom direkt mit darüber entscheidet, wie viel Histamin im Körper entsteht und wie gut es abgebaut wird (siehe Seite 12).

URSACHE 2: DER KÖRPER SELBST PRODUZIERT ZU VIEL HISTAMIN

Das Zuviel an Histamin stammt aber nicht immer nur aus der Nahrung, sondern oft auch aus dem Körper selbst. Unser Organismus bildet Histamin vor allem in speziellen Abwehrzellen, den Mastzellen (siehe Seite 19). Das ist völlig normal und wichtig, zum Beispiel um Krankheitserreger abzuwehren oder Wunden zu heilen.

Problematisch wird es, wenn diese Zellen zu viel Histamin produzieren, ausgelöst durch ein fehlerhaft zusammengesetztes Mikrobiom, Stress, Schlafmangel, körperliche Belastung oder Störungen im Stoffwechsel und Hormonkreislauf. Dann kann der Histaminspiegel auch ohne eine histaminreiche Ernährung in die Höhe schießen und Beschwerden auslösen.

Histaminliberatoren

Alkohol und Medikamente gehören zu den sogenannten Histaminliberatoren. Dabei handelt es sich um Substanzen, die die Freisetzung von körpereigenem Histamin anregen – unabhängig davon, ob viel Histamin über die Nahrung aufgenommen wurde. Histaminliberatoren können Nahrungsmittel, aber auch andere Substanzen sein.

● Lebensmittel

Bestimmte Nahrungsmittel enthalten selbst zwar nur wenig Histamin, führen aber dazu, dass körpereigenes Histamin im Übermaß ausgeschüttet wird. Dazu gehören neben Alkohol beispielsweise Erdbeeren, Tomaten, Zitrusfrüchte, Schokolade und Meeresfrüchte.

● Andere Substanzen

Auch Medikamente (z. B. verschiedene Antibiotika, Aspirin oder Röntgenkontrastmittel), Konservierungs- oder Farbstoffe in Lebensmitteln (siehe Seite 24) oder Umweltfaktoren wie starke körperliche Belastung, Kälte oder Hitze, Druck auf die Haut oder Allergene können als Histaminliberatoren fungieren.

>>> Wer empfindlich auf Histamin reagiert, sollte auch diese indirekten Auslöser im Blick haben – also nicht nur den absoluten Histamingehalt der Nahrung, sondern auch die Möglichkeit, dass ein Lebensmittel Histamin im Körper freisetzt.

● Ein gestörtes Darmmikrobiom

In diesem Zusammenhang spielen auch die Zusammensetzung des Mikrobioms und das Gleichgewicht der Bakterien im Darm eine Rolle. Sind sie in einer gesunden Balance, arbeiten sie Hand in Hand und unterstützen Verdauung, Nährstoffaufnahme und Immunsystem. Gerät das fein austarierte Gleichgewicht jedoch in Schieflage (etwa durch eine ungesunde Ernährung oder Antibiotika), kann das unangenehme Folgen haben.

Mehrere Mechanismen greifen dann als Auslöser für einen Histaminüberschuss ineinander: Bestimmte Darmbakterien bilden aus Eiweißbausteinen aus der Nahrung (vor allem aus der Aminosäure Histidin) Histamin. Dieses wirkt direkt im Darm, fördert dort Entzündungen und kann durch die Darmwand in den Körper gelangen. Denn wenn das Mikrobiom aus der Balance ist, wird häufig auch die Darmbarriere geschädigt: Sie lässt mehr Histamin in den Blutkreislauf passieren, was zu entsprechenden Beschwerden führt. Außerdem kann eine gestörte Zusammensetzung des Mikrobioms das Enzym Diaminoxidase (DAO) schwächen, das für den Histaminabbau zuständig ist. Die Folge: Die Histaminbelastung steigt.

● Histamin aus Probiotika

Probiotika – also gezielt eingesetzte lebende Mikroorganismen, die wir als Nahrungsergänzungsmittel einnehmen, oder probiotisch wirksame Lebensmittel – können sowohl nützlich als auch problematisch sein. Denn je nach Bakterienstamm bauen sie entweder Histamin ab, bleiben neutral oder bilden selbst Histamin. Bisher sind bei Weitem noch nicht alle Bakterien auf diese Wirkung hin untersucht worden. Daher sollte man Probiotika sorgsam und vorsichtig einsetzen, wenn man empfindlich auf Histamin reagiert. Sie kategorisch vom Speiseplan zu streichen, ist nicht empfehlenswert, da sie viele positive Effekte wie beispielsweise die Stärkung des Mikrobioms haben.

Hormone und Histamin

Etwa 80 Prozent der von einem Histaminüberschuss Betroffenen sind Frauen. Das lässt vermuten, dass auch Hormone als Auslöser eine Rolle spielen. Tatsächlich fördert das weibliche Geschlechtshormon Östrogen die Freisetzung von Histamin und hemmt zugleich dessen Abbau. Umgekehrt kann Histamin die Östrogenproduktion anregen: ein Kreislauf, der vor allem bei Östrogenspitzen (also zur Zeit des Eisprungs und vor der Periode) die Symptome verstärkt.

Progesteron, das zweite wichtige Geschlechtshormon im weiblichen Organismus, wirkt hier als Gegenspieler, denn es dämpft die Histaminaktivität und reguliert den -haushalt. Sinkt sein Spiegel, was im Zyklusverlauf und mit zunehmendem Alter oft geschieht, gerät das Gleichgewicht zwischen den Hormonen ins Wanken. Das zeigt sich vor allem während der Wechseljahre, weshalb Frauen ab 40 häufiger betroffen sind.

Auch eine Schilddrüsenunterfunktion kann den Histaminabbau verlangsamen, besonders bei Hashimoto. Die damit einhergehenden chronischen Entzündungen und die geschwächte Immunabwehr erhöhen zusätzlich die Histaminbelastung.

Stress, körperliche Belastung und Schlafmangel

Stress bringt unseren Körper in Alarmbereitschaft: Das Nervensystem schaltet auf „Flucht oder Kampf“ und setzt Botenstoffe frei, die die Ausschüttung von Histamin anregen. Kurzfristig ist das sinnvoll – etwa um Abwehr- und Heilungsprozesse anzustoßen –, doch bei Dauerstress passiert das ständig. Gleichzeitig sinkt die Wirkung von Cortisol, unserem wichtigsten körpereigenen „Entzündungsbremser“. Dieses Hormon sorgt normalerweise dafür, dass kleine Entzündungen schnell wieder gestoppt werden. Fällt diese Schutzfunktion weg, wird Histamin häufiger und in größeren Mengen freigesetzt. Als Folge können Entzündungen leichter aufflammen.

Intensive körperliche Belastung kann ebenfalls zu einer erhöhten Histaminausschüttung führen. Das passiert etwa bei kleinen Muskelverletzungen oder einer gesteigerten Stoffwechselaktivität. Histamin sorgt hier unter anderem für eine stärkere Durchblutung – eigentlich eine normale Anpassung, die bei Menschen mit Histamin-Überschuss-Syndrom aber übermäßig ausfällt und dann typische Beschwerden wie Kopfschmerzen auslösen kann.

Als Ursache für einen Histaminüberschuss wird Schlafmangel bis heute deutlich unterschätzt. Dabei wirkt er sich ähnlich negativ auf den Histaminstoffwechsel aus wie chronischer Stress. Ein erhöhter Histaminspiegel (vor allem im Gehirn) stört wiederum den Schlaf – so entsteht ein Teufelskreis.

URSACHE 3:

DER HISTAMINABBAU IST GESTÖRT

Nicht nur die Aufnahme sowie die überhöhte Eigenproduktion, sondern auch der Abbau von Histamin spielt eine entscheidende Rolle für die Balance im Körper. Normalerweise wird überschüssiges Histamin durch zwei Enzyme abgebaut: die Diaminoxidase (DAO) und die Histamin-N-Methyltransferase (HNMT). Wenn einer oder beide Abbauwege ausgebremst sind, kann sich selbst bei normaler Histaminzufuhr ein Überschuss entwickeln.

● Diaminoxidase (DAO)

Die DAO wird vor allem in den Zellen der Darmschleimhaut gebildet. Sie arbeitet außerhalb der Körperzellen und kümmert sich in erster Linie um Histamin aus Lebensmitteln. Dabei wird dieses in „harmlose“ Abbauprodukte umgewandelt, die wir über die Nieren ausscheiden. Dass die DAO nicht reibungslos funktioniert, kann verschiedene Ursachen haben. Dazu gehören genetische Faktoren oder Schädigungen der Darmschleimhaut ebenso wie Alkohol, bestimmte Medikamente (z. B. einige Blutdruckmittel, Antibiotika), oder Nährstoffmangel (z. B. an Vitamin B_6, Vitamin C oder Zink). Häufig steckt auch eine andere Erkrankung dahinter, etwa Morbus Crohn, Reizdarmsyndrom, Zöliakie, eine bakterielle Fehlbesiedelung des Dünndarms (SIBO) oder auch akute Magen-Darm-Infekte. Bei der Therapie des Histamin-Überschuss-Syndroms ist es wichtig, solche Ursachen zu beheben.

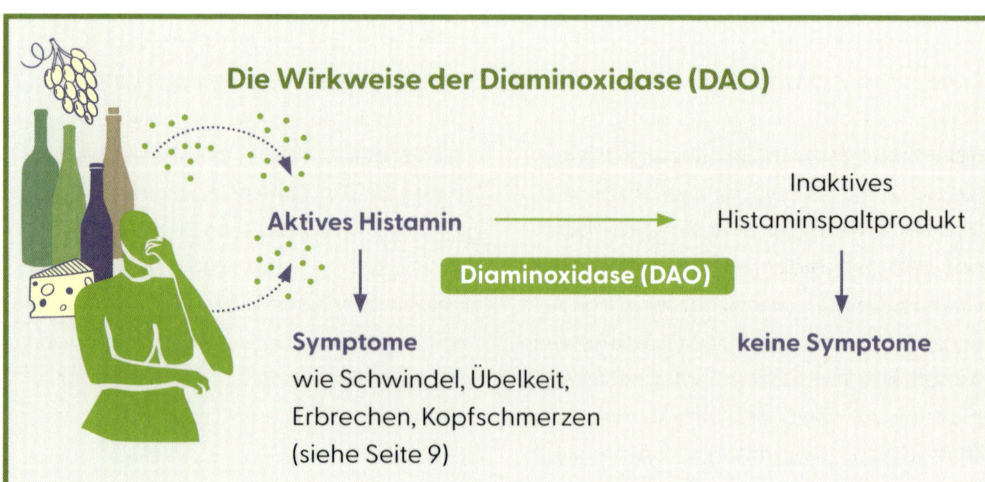

Außerdem konkurrieren andere biogene Amine (siehe Kasten), die ebenfalls in Lebensmitteln enthalten sein können, um den Abbau durch die DAO. So bleibt weniger Kapazität für Histamin und der Spiegel im Körper steigt leichter an.

● **Histamin-N-Methyltransferase (HNMT)**
Dieses Enzym arbeitet im Zellinneren, vor allem in der Leber, den Nieren, der Bronchialschleimhaut und im zentralen Nervensystem. Es baut nur das Histamin ab, das der Körper selbst produziert, nicht das aus der Nahrung. Andere biogene Amine haben daher auch keinen Einfluss auf seine Arbeit. Die HNMT-Aktivität kann aber sinken, wenn bestimmte Veränderungen im Erbgut vorliegen, Vitamin B12 oder Folsäure fehlen oder Medikamente eingenommen werden (z. B. bestimmte Antirheumatika). Auch Lebererkrankungen, chronische Entzündungen, Alkohol- oder Drogenkonsum sowie ein hohes Alter können die HNMT bremsen.

Was sind biogene Amine?

Bei biogenen Aminen handelt es sich um Abbauprodukte von Eiweißbausteinen (Aminosäuren), die durch Bakterien oder Enzyme entstehen – zum Beispiel beim Reifen, Fermentieren oder Verderben von Lebensmitteln. Dazu gehören neben Histamin auch Tyramin, Putrescin, Cadaverin oder Serotonin.

Lebensmittel mit einem hohen Gehalt an Histamin (etwa gereifte, fermentierte oder stark verarbeitete Produkte wie bestimmte Käsesorten, Fleisch- und Fischwaren) erhöhen unmittelbar den Histaminspiegel im Blut. Aber auch Nahrungsmittel, die zwar wenig Histamin, jedoch andere biogene Amine enthalten, können den ohnehin gestörten Histaminstoffwechsel noch stärker aus dem Gleichgewicht bringen. Denn sie blockieren den Abbau von Histamin und erhöhen so den Histaminspiegel. Die Folge: Beschwerden wie Herzrasen, Hautreaktionen, Kopfschmerzen oder Magen-Darm-Probleme treten leichter sowie intensiver auf.

Zu den Lebensmitteln, die wegen ihres Gehalts an anderen biogenen Aminen problematisch sind, zählen Tomaten, Spinat, Auberginen, Avocado, Bananen, Zitrusfrüchte und Erdbeeren. Auch Nüsse (etwa Walnüsse, Cashewkerne oder Erdnüsse) können den Histaminstoffwechsel zusätzlich belasten.

>>> Faustregel: Je länger ein Lebensmittel gereift, fermentiert oder gelagert ist, desto mehr biogene Amine enthält es – und desto ungünstiger ist es für Sie.

ABGRENZUNG ZU ANDEREN ERKRANKUNGEN

Es ist nicht leicht, ein Histamin-Überschuss-Syndrom zu diagnostizieren. Die Beschwerden können sehr unterschiedlich sein und es gibt keine eindeutigen Labortests oder Blutmarker. Umso wichtiger ist es, andere Erkrankungen oder Störungen mit ähnlichen Symptomen als Ursache auszuschließen. Danach kann die Ernährungstherapie beginnen.

Es gibt eine Reihe von Krankheiten, die einen Histaminüberschuss auslösen oder verstärken können. Es ist wichtig, diese im Rahmen einer vollständigen Diagnose zu erkennen und zu behandeln. Wenn die Beschwerden nach einer erfolgreichen Behandlung komplett verschwinden, ist für den Histaminüberschuss meist nicht ein gestörter Histaminstoffwechsel, sondern die zugrunde liegende Erkrankung verantwortlich. Typische Beispiele für solche Krankheiten sind entzündliche Darmerkrankungen, Zöliakie oder auch eine bakterielle Fehlbesiedelung im Darm. Gelingt es, diese Auslöser zu therapieren, normalisiert sich auch der Histaminhaushalt. Für eine Abklärung, ob ein Zuviel an Histamin die Beschwerden verursacht, ist es zudem wichtig, Allergien, Intoleranzen und Vergiftungen auszuschließen.

LEBENSMITTELVERGIFTUNG

Das Histamin-Überschuss-Syndrom ist keine Intoxikation – auch wenn es eine Vergiftung durch zu viel Histamin gibt. Allerdings reagiert jeder auf eine Überdosierung – nicht nur jemand, der histaminsensibel ist. Das bekannteste Beispiel ist die Histaminvergiftung durch verdorbenen Fisch. Die klassischen Symptome wie Bauch- und Kopfschmerzen, Übelkeit, Erbrechen, Durchfall, Kreislaufprobleme, Juckreiz und Hautrötungen lassen sich hierbei klar auf den Verzehr des schlecht gewordenen Lebensmittels zurückführen.

ALLERGIEN

Bei einer Allergie reagiert der Körper auf ein Allergen (beispielsweise auf das Eiweiß in Weizen oder Blütenpollen) mit einer spezifischen Immunantwort. Das heißt, er bildet passgenaue Antikörper, die beim nächsten Kontakt den Stoff wiedererkennen und allergische Symptome auslösen. Das ist bei einem Histaminüberschuss nicht der Fall. Allergien lassen sich durch immunologische Untersuchungen gut vom Überschuss-Syndrom abgrenzen.

INTOLERANZEN

Auch wenn der Begriff Histaminintoleranz geläufig ist – korrekt ist er nicht. Intoleranzen entstehen, wenn bestimmte Nahrungsbestandteile im Dünndarm nicht richtig verarbeitet werden. Ursache ist meist ein Enzymmangel oder eine Transportstörung, wie etwa bei einer Laktose- oder Fruktoseintoleranz. Die unverdauten Zuckerbestandteile gelangen in den Dickdarm, wo sie von Bakterien vergoren werden und typische Beschwerden wie Blähungen oder Durchfall hervorrufen. Intoleranzen lassen sich durch einen Wasserstoff-Atemtest nachweisen.

Auffällig ist, dass viele Menschen mit Histaminüberschuss gleichzeitig von Intoleranzen betroffen sind. Ursache ist häufig ein gereizter oder geschädigter Darm: Entzündungen, Stress oder eine gestörte Schleimhautbarriere beeinträchtigen Enzymbildung, Transportmechanismen und das Darmmikrobiom. Was im Dünndarm nicht ausreichend verarbeitet wird, belastet den Dickdarm und fördert die Bildung von Histamin und anderen biogenen Aminen. So verstärken sich Intoleranzbeschwerden und Histaminproblematik gegenseitig.

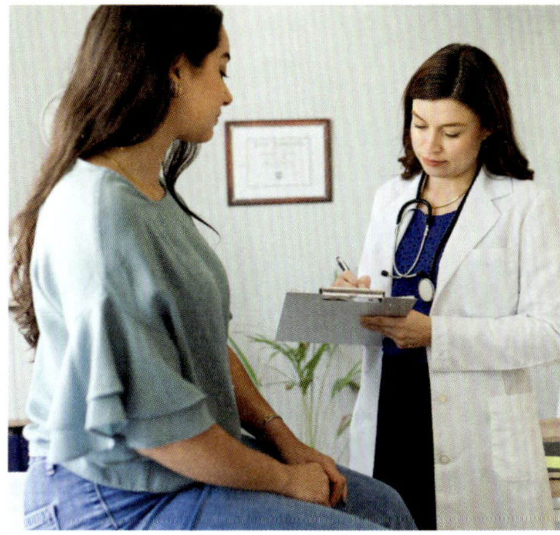

DIVERSE DARMERKRANKUNGEN

Auch andere Erkrankungen des Verdauungstrakts können ähnliche Beschwerden wie ein Histamin-Überschuss-Syndrom verursachen. Diese muss man ausschließen.

- **Akute Infektionen**

Infektionen im Magen-Darm-Bereich können vorübergehend zu einem Zuviel an Histamin führen. In einem solchen Fall verschwindet der Histaminüberschuss mit Abklingen der Erkrankung. Solche Infektionen lassen sich meist durch Blut- und Stuhluntersuchungen nachweisen.

- **Chronische Entzündungen**

Sie entstehen häufig, wenn das Gleichgewicht des Mikrobioms gestört ist oder das Immunsystem überreagiert. Ein Beispiel ist die Zöliakie – eine Glutenunverträglichkeit, die eine Autoimmunreaktion auslöst und die Dünndarmschleimhaut chronisch schädigt. Sie wird durch Blutuntersuchungen und eine Spiegelung von Magen und oberem Dünndarm diagnostiziert.

- **Chronisch-entzündliche Darmerkrankungen**

Zu den wichtigsten zählen Morbus Crohn und Colitis ulcerosa. Beide ähneln sich teilweise stark und sind nicht immer leicht zu unterscheiden. Um sie nachzuweisen, werden Blut- und Stuhluntersuchungen durchgeführt, anschließend folgt eine Magen- und Dickdarmspiegelung. Besonders Morbus Crohn kann den Histaminhaushalt erheblich beeinträchtigen, da die Erkrankung einen Mangel an Diaminoxidase (DAO) verursachen kann. Dabei wird die Dünndarmschleimhaut geschädigt, in der normalerweise das wichtige Enzym zum Histaminabbau produziert wird. Die Folge: Entzündete oder zerstörte Schleimhautzellen liefern deutlich weniger Diaminoxidase, wodurch weniger Histamin abgebaut und die Entstehung eines Histamin-Überschuss-Syndroms begünstigt wird.

- **Dünndarmfehlbesiedelung**

Bei einer Dünndarmfehlbesiedelung wandern Dickdarmbakterien nach oben in den Dünndarm. Sie verdrängen dort die Verdauungsenzyme und können Beschwerden im Magen-Darm-Trakt hervorrufen, die denen eines Histaminüberschusses ähneln. Der Nachweis gelingt mit einem Wasserstoff-Atemtest nach Einnahme von Glukose oder Laktulose.

- **Reizdarm und Reizmagen**

Auch diese Erkrankungen gehen mit ähnlichen – und teilweise ähnlich diffusen – Symptomen wie das Histamin-Überschuss-Syndrom einher. Um sie zu diagnostizieren, bedarf es zunächst einer ausführlichen Anamnese, bei der auch psychische Belastungen mit berücksichtigt werden, sowie einer körperlichen und rektalen Untersuchung.

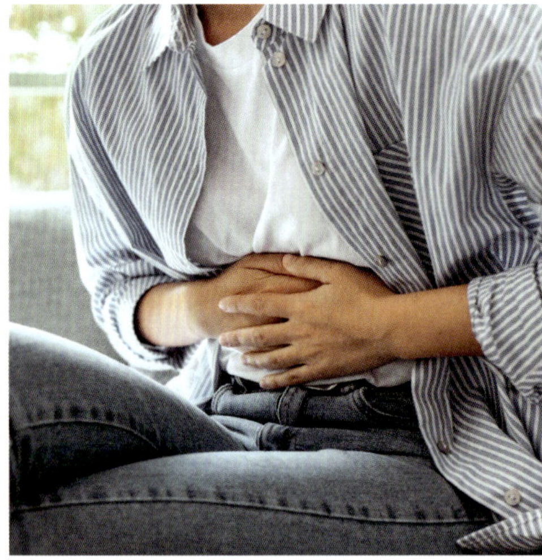

MASTOZYTOSE UND MASTZELL-AKTIVIERUNGS-SYNDROM

Ein Histaminüberschuss kann ähnliche Beschwerden verursachen wie zwei weitere Erkrankungen, bei denen Mastzellen (siehe Kasten rechts) ebenfalls eine Rolle spielen: die Mastozytose und das Mastzellaktivierungs-Syndrom (MCAS). Bei einer Mastozytose sammeln sich zu viele oder veränderte Mastzellen in der Haut oder den Organen an. Sie lässt sich durch eine Haut- oder Knochenmarkbiopsie eindeutig diagnostizieren. Anders als bei einem Histaminüberschuss liegt hier eine klar nachweisbare (seltene) Erkrankung vor, bei der die Mastzellen selbst krankhaft verändert sind.

Das MCAS ist schwerer abzugrenzen. In diesem Fall sind die Mastzellen zwar nicht krankhaft vermehrt, aber überaktiv. Sie setzen unkontrolliert Histamin frei, nicht nur als Reaktion auf bestimmte Nahrungsmittel, sondern auch durch viele andere, oft unerkannte Auslöser.

Der wesentliche Unterschied: Während bei einem Histamin-Überschuss-Syndrom ein Ungleichgewicht zwischen Histaminaufnahme, Eigenproduktion und Abbau die Beschwerden verursacht, liegt die Ursache bei Mastozytose und MCAS direkt in den Mastzellen – entweder weil sie sich krankhaft verändern (Mastozytose) oder fehlgesteuert oder überaktiv sind (MCAS).

Was sind Mastzellen?

Dabei handelt es sich um spezialisierte Abwehrzellen unseres Immunsystems. Sie sitzen vor allem in Haut, Schleimhäuten, Atemwegen und im Darm. Wird eine Mastzelle aktiviert (z. B. durch Allergene, bestimmte Lebensmittel, Medikamente, Temperaturwechsel oder mechanische Reize), schüttet sie sogenannte Mediatoren aus – Botenstoffe, die im Körper gezielte Reaktionen auslösen. Dazu gehört unter anderem Histamin. Diese Botenstoffe können Entzündungen fördern, Blutgefäße erweitern, Juckreiz auslösen oder die Muskulatur im Darm anregen. Mastzellen spielen deshalb nicht nur bei allergischen Reaktionen, sondern auch bei Abwehrprozessen, bei der Wundheilung und im Zusammenspiel mit dem Nervensystem eine Rolle.

UNTERSUCHUNG WEITERER ORGANE

Zusätzlich lohnt es sich, Bauchspeicheldrüse, Leber und Schilddrüse genauer unter die Lupe zu nehmen. Denn Störungen dieser Organe können ebenfalls Beschwerden hervorrufen, die denen eines Histaminüberschusses ähneln.

So führt eine geschwächte **Bauchspeicheldrüse** leicht zu Verdauungsproblemen, weil Fette und Kohlenhydrate nicht ausreichend aufgespalten werden. Als Folge gerät das Darmmilieu aus dem Gleichgewicht, histaminbildende Bakterien vermehren sich und die Histaminbelastung im Körper kann steigen.

Eine **Lebererkrankung** kann den Histaminstoffwechsel behindern, weil wichtige Enzyme in der Leber gebildet werden. Ist das Organ geschädigt oder entzündet, arbeitet vor allem die Histamin-N-Methyltransferase (HNMT, siehe Seite 15) langsamer, sodass Histamin schlechter abgebaut wird. Gleichzeitig fördert eine überlastete Leber Entzündungen im Körper und aktiviert Mastzellen, was die Histaminausschüttung zusätzlich steigert.

Eine **Schilddrüsenfehlfunktion** hat Einfluss auf alle Stoffwechselprozesse – inklusive hormoneller und entzündlicher Regelkreise, die wiederum die Histaminfreisetzung verstärken können.

VOM VERDACHT ZUR DIAGNOSE

Es gibt keine labortechnische Untersuchung, mit der sich ein Histamin-Überschuss-Syndrom eindeutig nachweisen lässt. Haut- oder Bluttestungen wie bei einer Allergiediagnose können nicht herangezogen werden. Mit welchen Methoden aber kann man herausfinden, ob die Beschwerden, die einem zusetzen, tatsächlich durch ein Zuviel an Histamin ausgelöst werden?

Die Ursachen und Auslöser für einen Histaminüberschuss sind in der Regel auf den ersten Blick nicht erkennbar. Daher basiert die Diagnose auf mehreren Bausteinen: Anamnese (Vorgeschichte), Ausschluss bestimmter Krankheiten, Bluntuntersuchungen, Urin- und Stuhltestung, Ernährungstagebuch und Provokationstest. Erst wenn all diese Puzzleteile zu einem Gesamtbild zusammengeführt wurden, kann man davon ausgehen, dass Histamin das Problem ist.

ANAMNESE UND AUSSCHLUSS SPEZIELLER KRANKHEITEN

Der erste Schritt ist ein ausführliches Gespräch mit der Ärztin oder dem Arzt über die Krankengeschichte. Lassen Sie sich bei der „Spurensuche" am besten von einem erfahrenen Ernährungsmediziner oder einem Ernährungstherapeuten (siehe Adressen Seite 173) begleiten. In diesem ersten Anamnesegespräch wird gemeinsam geprüft, ob die geschilderten Symptome mit einem Zuviel an Histamin zusammenhängen könnten. Erfragt werden zunächst Alter, Art und Dauer der Beschwerden. Außerdem ist relevant, ob Vorerkrankungen wie Allergien, Mastozytose oder Stoffwechselstörungen bestehen. Auch Informationen zu Zigaretten- und Alkoholkonsum sowie zu regelmäßig eingenommenen Medikamenten, die Histamin freisetzen oder den Abbau hemmen könnten, werden in die Einschätzung miteinbezogen. Bei Frauen – sie sind besonders oft von einem Histamin-Überschuss-Syndrom betroffen – sollte außerdem die hormonelle Situation (z. B. Wechseljahre, Zyklusbeschwerden) angesprochen werden. Schließlich müssen Krankheiten mit ähnlichen Symptomen ausgeschlossen werden (siehe Seite 16).

BLUTUNTERSUCHUNGEN

Bei einem Verdacht auf einen Histaminüberschuss kann zwar kein einzelner Blutwert die Diagnose sichern, aber bestimmte Untersuchungen liefern Hinweise.

- **Basislabor:** Das große Blutbild mit Entzündungs- und Organfunktionswerten hilft, andere Erkrankungen mit ähnlichen Symptomen auszuschließen.
- **Ausschlussuntersuchungen:** Allergie- und Zöliakiemarker klären, ob andere Gründe die Beschwerden verursachen.
- **Nährstoffstatus:** Die Bestimmung von Vitaminen (B6, C), Spurenelementen (v. a. Zink, Kupfer, Selen, Eisen) sowie Elektrolyten zeigt, ob wichtige Co-Faktoren für den Histaminabbau ausreichend vorhanden sind.
- **Hormonstatus (bei Frauen):** Die Werte für Östrogen und Progesteron geben Aufschluss, ob hormonelle Einflüsse die Histaminfreisetzung oder die Aktivität der Diaminoxidase (DAO) verändern.
- **Messung der Diaminoxidase (DAO):** Es wird zwar im Blutserum gemessen, doch dabei handelt es sich nur um die Enzymaktivität im Blut – nicht im Dünndarm, wo das Enzym eigentlich arbeitet. Der Wert kann schwanken: Niedrige Werte weisen auf eine eingeschränkte Enzymfunktion hin, beweisen jedoch kein Histamin-Überschuss-Syndrom.
- **Histaminspiegel:** Auch er ist für die Diagnose kaum aussagekräftig, da Histamin nur eine sehr kurze Halbwertszeit hat. Zudem schwankt die individuelle Histamintoleranz stark von Mensch zu Mensch.
- **Histaminabbaukapazität:** Bei dieser Messung fließen neben der DAO-Aktivität auch weitere Faktoren mit ein: etwa die HNMT (siehe Seite 15), genetische und medikamentöse Einflüsse oder der Zustand der Darmschleimhaut. So entsteht ein umfassenderes Bild des Histaminabbaus.
  Wichtig: Vor der Bestimmung von DAO oder Histamin sollte 48 Stunden lang auf histaminreiche Lebensmittel und Alkohol verzichtet werden.

STUHL- UND URINTESTUNG

Histamin lässt sich sowohl im Stuhl als auch im Urin messen. Im **Stuhl** zeigt der Histaminwert, ob es vor allem aus der Nahrung stammt oder von Darmbakterien gebildet wird. Zusätzlich kann hier die Aktivität des Abbauenzyms DAO gemessen werden. Ist der Histaminwert hoch und der DAO-Wert niedrig, ist ein Histaminüberschuss wahrscheinlich.

Im **Urin** lässt sich ein Abbauprodukt von Histamin (N-Methylhistamin) bestimmen, das Hinweise auf die Funktion des Enzyms HNMT gibt, allerdings weniger genau ist. Aussagekräftiger werden beide Tests, wenn man sie mal bei „normaler" Ernährung und mal nach histaminarmer Kost durchführt und die Ergebnisse vergleicht.

Sinnvolle Laboruntersuchungen

Folgende Werte sollten im Rahmen der Stuhlprobe untersucht werden. Sie können Hinweise auf Stoffwechselerkrankungen geben, die einen besonderen Einfluss auf das Histamingleichgewicht im Stoffwechsel haben.

- **Calprotectin** zeigt ein Entzündungsgeschehen im Magen-Darm-Trakt an. Das aktiviert die Mastzellen und erhöht so die Histaminausschüttung.
- **Pathogene Keime** im Stuhl können ebenfalls Entzündungen auslösen.
- Das Enzym **Elastase** weist bei erniedrigtem Wert auf eine Unterfunktion der Bauchspeicheldrüse hin. Damit lässt sich vermuten, dass die Fettverdauung nicht in ausreichendem Umfang erfolgt, was wiederum Einfluss auf das Mikrobiom hat.
- **Gallensäuren** im Stuhl sind bei erhöhten Werten ebenfalls ein Hinweis auf Störungen der Fettverdauung, die den Darm belasten und entzündliche Prozesse fördern.
- Genauso deuten **Fettsäuren** im Stuhl auf Störungen der Fettverdauung oder der Fettaufnahme hin, etwa bei Zöliakie. Auch hier kann das veränderte Milieu im Darm die histaminbildenden Keime fördern.
- **Nicht hilfreich** sind bei einem Histamin-Überschuss-Syndrom **Mikrobiomstuhltests.** Dafür sind zu viele der ungefähr 2000 Bakterienarten noch unbekannt.

ERNÄHRUNGS- UND SYMPTOMTAGEBUCH

Schließlich ist das Führen eines Ernährungs- und Symptomtagebuchs ein sehr wichtiges Hilfsmittel, um einem Histaminüberschuss auf die Spur zu kommen. Das ist zugegebenermaßen mit etwas zeitlichem Aufwand verbunden, aber es lohnt sich! Je konsequenter und genauer Sie es führen, desto besser lassen sich mögliche Auslöser erkennen – und umso gezielter können Sie darauf reagieren.

Genauigkeit hilft weiter

Tragen Sie alle Mahlzeiten, Snacks und Getränke ein – einschließlich Alkohol – und notieren Sie ebenfalls Medikamente und Nahrungsergänzungsmittel, die Sie einnehmen. Halten Sie fest, wie Sie sich nach dem Verzehr fühlen und ob sich körperliche Symptome zeigen. So wird nach und nach sichtbar, welche Lebensmittel oder Getränke Beschwerden wie Hautjucken, Kopfschmerzen oder Durchfall auslösen. Häufig werden auf diese Weise auch versteckte Histaminquellen in vermeintlich „unproblematischen“ Lebensmitteln entlarvt.

Nicht länger als nötig

Das Tagebuch ist ein verlässlicher und unumgänglicher Helfer, um individuelle Reaktionen auf Histamin aufzuspüren und dabei auch andere Faktoren wie Medikamente, Stress oder körperliche Belastung, die die Beschwerden beeinflussen können, mit im Blick zu haben. Wichtig ist das Ernährungsprotokoll vor allem in den ersten drei bis vier Wochen nach Beginn der Diagnostik. Danach lohnt es sich, es in Abständen immer wieder für einige Tage fortzuführen, etwa wenn Sie Ihre Ernährung ändern oder neue Beschwerden auftreten. So sehen Sie, wie sich Ihre Symptome entwickeln und welche Anpassungen Ihnen guttun. Führen Sie das Tagebuch aber nicht länger als nötig. Ansonsten könnte die permanente Dokumentation und „Überwachung" zur Belastung werden. Es geht ja gerade darum, dass Sie zu einem entspannten Essverhalten zurückfinden. Vorlagen für Ernährungs- und Symptomprotokolle sowie Beispiele zum Ausfüllen finden Sie auf Internet-Fachseiten (siehe auch Hinweise Seite 173).

ERNÄHRUNGS- UND SYMPTOMTAGEBUCH

Datum: ______________________

Uhrzeit	Lebensmittel/ Getränk	Menge/ Portion	Zubereitung (roh, gegart, gebraten etc.)	Beschwerden	Zeitpunkt des Auftretens	Dauer der Beschwerden	Bemerkungen (z. B. Medikamente, Stress)
9.30	Beispiel: Apfel	1 Stück	roh	---	---	---	---
18.00	Beispiel: Parmesan	30 g	roh	Kopfschmerzen	1 Std. nach Verzehr	2 Std.	stressiger Tag

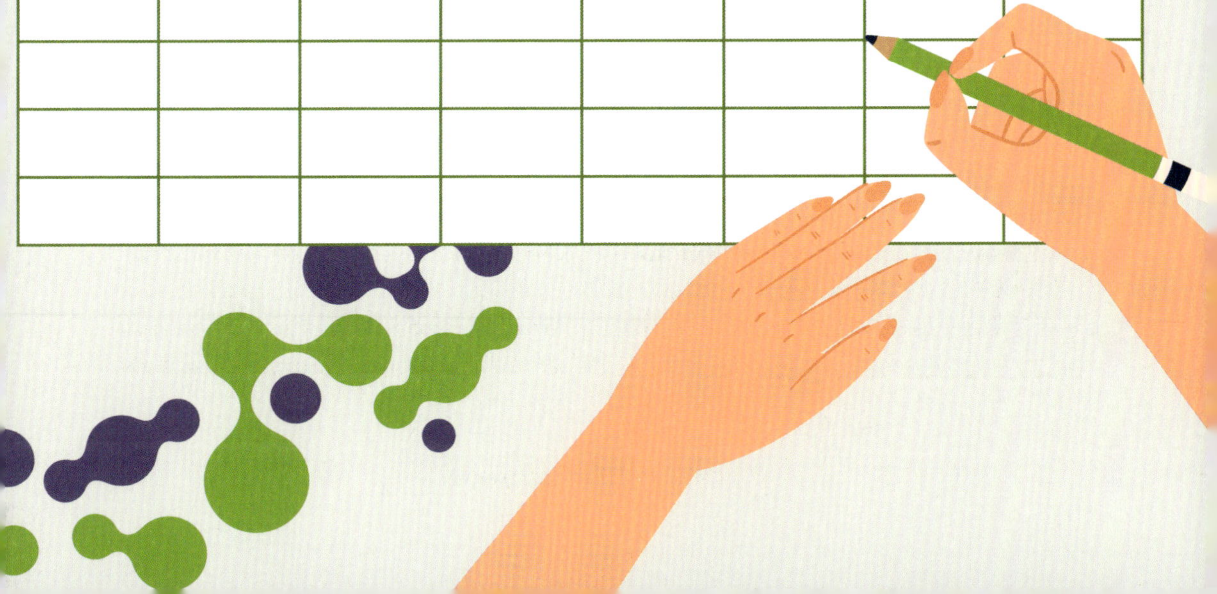

BEHANDLUNGSSTRATEGIEN – von Ernährung bis Lebensstil

Die Basis der Therapie besteht im Austesten einzelner Lebensmittel im Rahmen einer histaminarmen – oder zu Beginn eventuell auch histaminfreien – Ernährung. Zusätzlich gibt es weitere therapeutische Möglichkeiten, um den aus der Balance geratenen Histaminstoffwechsel in den Griff zu bekommen: ob Bewegung, Entspannung oder gesunder Schlaf.

Eine Ernährungsumstellung ist fast immer der entscheidende Schritt, um einen Histaminüberschuss zu regulieren. Dabei geht es nicht nur um die richtige Auswahl histaminarmer Lebensmittel, sondern auch darum, genügend Ballast- und Nährstoffe aufzunehmen, histaminfördernde Substanzen zu meiden und auf ausreichend Bewegung und Schlaf zu achten. In manchen Fällen kann auch die Behandlung mit schulmedizinischen oder pflanzlichen Medikamenten sinnvoll sein.

ERNÄHRUNG

Auf der gegenüberliegenden Seite finden Sie die zehn wichtigsten Ernährungsregeln auf einen Blick. Diese Tipps bieten Ihnen einen einfachen und alltagstauglichen Leitfaden, der Ihnen die Umstellung erleichtert. Während Sie bestimmte Stoffe wie Zusatzstoffe unbedingt meiden sollten, kommt es umgekehrt bei Ballast- und speziellen Nährstoffen darauf an, sie in ausreichenden Mengen aufzunehmen. Dazu hier noch einige nützliche Infos:

Lebensmittelzusatzstoffe

Lebensmittelzusatzstoffe sind künstliche Substanzen, die Nahrungsmitteln gezielt zugesetzt werden, um bestimmte Eigenschaften zu erhalten oder zu verbessern: etwa um den Geschmack zu verstärken, die Farbe zu intensivieren, die Konsistenz zu verändern oder die Haltbarkeit zu verlängern. Beim Einkauf von industriell verarbeiteten Lebensmitteln lohnt sich ein

DIE WICHTIGSTEN ERNÄHRUNGSREGELN AUF EINEN BLICK

1. Problematische Lebensmittel und Stoffe meiden

Verzichten Sie auf sehr histaminreiche Lebensmittel (siehe Seite 44), Fertigprodukte und industriell verarbeitete Nahrungsmittel, Zusatzstoffe (siehe Seite 24) sowie Histaminliberatoren (siehe Seite 12).

2. Frische ist das A und O

Kaufen und verzehren Sie Lebensmittel so frisch wie möglich. Lassen Sie Verderbliches nicht ungekühlt liegen, auch nicht wenige Minuten. Frieren Sie Essensreste am besten sofort ein und verarbeiten Sie tiefgekühlte Lebensmittel ohne oder nach zügigem Auftauen sofort (siehe Seite 39).

3. Reifegrad berücksichtigen

Je länger ein Lebensmittel reift oder lagert, desto höher ist in der Regel sein Histamingehalt. Daher sind fangfrischer Fisch oder wenig gereifter Käse meist verträglicher als Fischkonserven oder Hartkäse.

4. Vitamine einbauen

Achten Sie auf eine ausreichende Aufnahme vor allem von Vitamin B6 und Vitamin C, denn beide unterstützen den Histaminabbau (siehe Seite 26).

5. Ballaststoffreich essen

Essen Sie genügend Ballaststoffe für ein gesundes, ausbalanciertes Mikrobiom. Eine stabile Vielfalt der Darmbakterien fördert den Abbau von Histamin und schützt die Darmschleimhaut vor zusätzlicher Belastung (siehe Seite 26).

6. Viel Wasser trinken!

Histamin ist wasserlöslich – ausreichend Wasser zu trinken, unterstützt daher den Abbau und die Ausscheidung von Histamin über die Nieren.

7. Kein Alkohol!

Alkohol verstärkt die Histaminbelastung, weil die meisten Alkoholika viel Histamin enthalten oder das Abbauenzym Diaminoxidase (DAO) hemmen. Zudem erhöht Alkohol die Durchlässigkeit der Schleimhaut, was Symptome verstärken kann.

8. Vorsicht bei Hefeprodukten

Sie können selbst Histamin enthalten, Histamin im Körper freisetzen oder das Darmmikrobiom belasten, was sich auch ungünstig auf die Histaminbalance auswirkt.

9. Auf die Mengen achten

Auch verträgliche Lebensmittel können in großen Mengen Symptome auslösen. Kleine Portionen belasten den Körper weniger und sind oft besser bekömmlich.

10. Individuelle Verträglichkeit testen

Jeder Mensch reagiert anders. Ein Ernährungs- und Symptomtagebuch sowie Provokationstests helfen, persönliche Muster und Toleranzgrenzen zu erkennen. So vermeiden Sie, auf Dauer unnötig viele Lebensmittel wegzulassen und das Essen komplizierter als nötig zu machen.

kritischer Blick auf die Zutatenliste: Je länger sie ist, desto eher sollten Sie das Produkt links liegen lassen. Zusatzstoffe erkennen Sie am E vor einer Zahl (E für Europa), zum Beispiel E621 oder E124.

Gerade für Menschen mit einem Histaminüberschuss ist es wichtig, bestimmte Zusatzstoffe zu meiden, da sie entweder Histamin freisetzen oder seine Wirkung im Körper verstärken können. Dazu gehören Geschmacksverstärker wie Mononatriumglutamat (E621) sowie Glutaminsäure und ihre Salze (E620–625), Verdickungsmittel wie Carrageen (E407), Süßstoffe wie Aspartam (E951) und Konservierungsstoffe wie Sulfite (E220–228). Auch auf Farbstoffe wie Chinolingelb (E104), Gelborange (E110), Tartrazin (E102), Azorubin (E122) und Ponceau 4R (E124) sollten Sie möglichst verzichten. Generell ist es gut, wenn Sie Süß- und Zuckerersatzstoffe von Ihrer Liste streichen: Sie schädigen nachweislich das Mikrobiom, was sich ungünstig auf die Darmgesundheit und damit auch auf die Histaminbelastung auswirken kann.

Ballaststoffe

Ballaststoffe sind Bestandteile pflanzlicher Lebensmittel, die weitgehend unverdaut durch den Darm wandern und eine wesentliche „Futterquelle" für unsere Darmmikroben sind. Damit sorgen sie für die Vielfalt und das Gleichgewicht der Bakterien im Darm und eine gesunde Darmschleimhaut. So nehmen histaminbildende Bakterien nicht überhand und die körpereigene Histaminproduktion wird reduziert. Laut der Deutschen Gesellschaft für Ernährung (DGE) sollen wir 30 g Ballaststoffe am Tag zu uns nehmen. Das gelingt mit einer pflanzenbasierten Ernährung mit 400 g Gemüse täglich. Obst und Gemüse liefern lösliche Ballaststoffe wie Inulin, Pektin und andere sogenannte Präbiotika, die die guten Darmbakterien fördern. Unlösliche Ballaststoffe wie Zellulose oder Lignin stecken vor allem in Hülsenfrüchten, Vollkorngetreide und Nüssen. Sie quellen im Darm auf, machen satt und halten die Verdauung auf Trab. Wie sich eine ballaststoffreiche, histaminarme Kost leicht im Alltag umsetzen lässt, zeigen unsere Rezepte ab Seite 48.

Nährstoffe und Supplemente

Einige Mikronährstoffe spielen beim Histaminstoffwechsel eine wichtige Rolle. Wenn Sie ausreichend davon über Ihre Ernährung aufnehmen, brauchen Sie in der Regel keine Supplemente. Bei der Konzeption der Rezepte für dieses Buch haben wir auf eine hohe Nährstoffdichte geachtet. Nahrungsergänzungsmittel können sinnvoll sein, wenn tatsächlich ein Mangel nachgewiesen wurde – stimmen Sie die Einnahme aber immer mit Ihrer Ärztin oder Ihrem Arzt ab.

Vitamin C

Vitamin C unterstützt den Histaminabbau, indem es die Aktivität des Abbauenzyms Diaminoxidase (DAO) fördert. In einer höheren Einzeldosierung (500–2000 mg) ist es auch im Akutfall hilfreich, da es den

Histaminspiegel innerhalb weniger Stunden senken kann. Da es das Immunsystem stärkt und antioxidativ wirkt, hilft es, die Symptome eines Histaminüberschusses zu lindern. Schon mit 150 g Erdbeeren, einer halben Paprikaschote oder 100 g Brokkoli können Sie den Tagesbedarf (95 mg für Frauen, 110 mg für Männer) decken. Wer regelmäßig Obst und Gemüse isst, muss in der Regel keine Supplemente nehmen. Und wenn, achten Sie bei Dauereinnahme darauf, nicht mehr als 1000 mg pro Tag zuzuführen, weil sonst Nebenwirkungen wie Durchfall drohen.

Vitamin B6

Dieses Vitamin hilft nicht nur beim Histaminabbau, sondern auch bei der Bildung des Glückshormons Dopamin. Es ist ein Co-Faktor (ein Funktionshelfer) für das Enzym Diaminoxidase (DAO). Ein Mangel an Vitamin B6 hat also eine geringere DAO-Aktivität zur Folge. Gute Quellen sind Vollkornprodukte, Fleisch, rote Paprikaschoten oder Nüsse. Frauen brauchen etwa 1,4 mg, Männer 1,6 mg am Tag. Schon 50 g Sonnenblumenkerne liefern die Hälfte des Bedarfs. Wenn Sie Präparate nutzen, bleiben Sie bei 30–50 mg täglich. Ab 100 mg kann es zu Haut-, Muskel- und Nervenschäden kommen.

Zink

Das Spurenelement ist für gesunde Haut, Haare und viele Stoffwechselprozesse unverzichtbar und unterstützt die DAO. Gute und verträgliche Lieferanten sind frisches Rindfleisch, Kürbiskerne, Haferflocken und Quinoa. Der Tagesbedarf liegt für Frauen bei 7–10 mg, für Männer bei 11–16 mg. Eine Tagesdosis von 25 mg sollte nicht überschritten werden.

Magnesium

Magnesium sorgt für ein intaktes Nervensystem, eine starke Muskulatur und stabile Knochen. Auch die DAO benötigt den Mineralstoff, um richtig zu arbeiten. Vollkornprodukte, Nüsse und grünes Gemüse zählen zu den Top-Lieferanten. Frauen benötigen etwa 300 mg, Männer 350 mg pro Tag. Der Bedarf lässt sich über eine ausgewogene Ernährung problemlos decken. Allerdings kann der Körper mit zunehmendem Alter immer schlechter Magnesium aufnehmen und in den Knochen speichern. Wer zu Ergänzungsmitteln greift, sollte nicht mehr als 300 mg täglich nehmen. Die Folgen könnten sonst Durchfall und Magen-Darm-Beschwerden sein.

Weitere Nährstoffe

Auch Kupfer, Kalzium, Vitamin D oder der Pflanzenstoff Quercetin könnten Einfluss auf den Histaminstoffwechsel haben. Ihre Wirkung ist bisher aber nur unzureichend wissenschaftlich belegt. Bei Kupfer kommt hinzu, dass ein Mangel ebenso Probleme bereiten kann wie ein Überschuss. Daher sollte die Dosierung stets ärztlich kontrolliert werden. Am besten nehmen Sie diese Nährstoffe in ausreichender Menge über die Ernährung auf. In bestimmten Fällen können sie auch als Supplemente hilfreich sein – aber ausschließlich nach Rücksprache mit Ihrer Ärztin oder Ihrem Arzt.

MEIDEN VON AUSLÖSENDEN SUBSTANZEN

Nikotin fördert (neben vielen anderen gesundheitsschädlichen Wirkungen) auch die Freisetzung von Histamin. Gleichzeitig reizt es die Schleimhäute und befeuert lokale Entzündungen, wodurch noch leichter Histamin ausgeschüttet wird. Außerdem belastet der Abbau von Nikotin die gleichen Enzymsysteme, die auch für den Histaminabbau gebraucht werden.

.

Kaffee enthält nicht nur Histamin, sondern fördert auch dessen Freisetzung im Körper. Zudem regt er das Nervensystem an, was die Beschwerden verstärken kann. Manche Betroffene vertragen aber geringe Mengen (1–2 Tassen pro Tag). Entkoffeinierter Kaffee ist eine bekömmliche Alternative.

Auch einige **Medikamente** können ein Histamin-Überschuss-Syndrom auslösen oder verstärken. Dazu gehören manche Betablocker, Antibiotika, Antidepressiva und Muskelrelaxantien. Sprechen Sie mit Ihrer Ärztin oder Ihrem Arzt darüber, welche Medikamente eventuell ungünstig für Sie sind und ob sie sinnvoll ersetzt oder sogar weggelassen werden können. Wichtig: Ändern Sie nie auf eigene Faust etwas an Ihrer Medikation!

THERAPIE VON URSÄCHLICHEN KRANKHEITEN

Bestimmte Erkrankungen können ein Histamin-Überschuss-Syndrom auslösen oder verstärken. Deshalb ist es wichtig, diese zunächst zu erkennen und zu behandeln. Verschwinden die Beschwerden nach erfolgreicher Therapie vollständig, waren die Störungen im Histaminhaushalt wahrscheinlich nur ein Begleitphänomen und kein eigenständiges Krankheitsbild (mehr zu gut abgrenzbaren Krankheiten ab Seite 16).

BEWEGUNG

Bewegung spielt eine wichtige Rolle in Sachen Histaminhaushalt: Sie baut Stress ab, regt den Stoffwechsel an und unterstützt den Abbau von Histamin. Entscheidend ist dabei allerdings ein moderates Maß, damit die Aktivität selbst nicht zur Belastung wird. Zu intensives Training kann Stress verursachen und die Mastzellen dazu anregen, mehr Histamin freizusetzen – das würde die Beschwerden

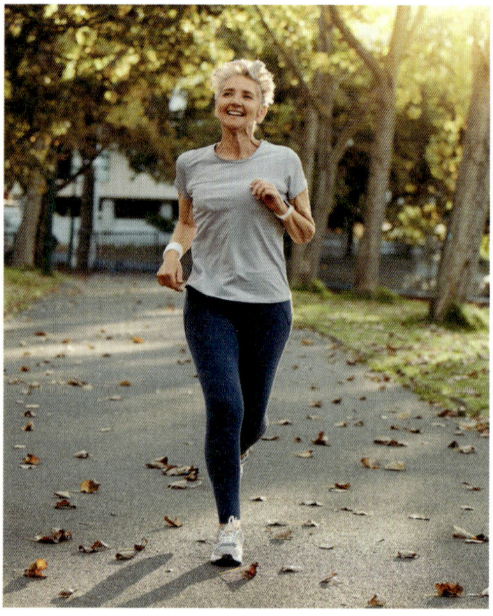

eher verstärken statt verbessern. Besonders geeignet sind Spaziergänge, entspanntes Radfahren, Yoga, Gymnastik oder Schwimmen, idealerweise drei- bis fünfmal pro Woche für etwa 30 Minuten.

Achten Sie dabei auf die Signale Ihres Körpers und steigern Sie das Pensum langsam. Am besten gestalten Sie Ihren Alltag so, dass Bewegung ein selbstverständlicher Teil davon wird – zum Beispiel, indem Sie häufiger kurze Strecken zu Fuß oder mit dem Rad erledigen, die Treppe statt den Aufzug nehmen und die Mittagspause für eine Runde im Park nutzen. Ergänzend bietet sich ein- bis zweimal pro Woche leichtes Krafttraining an. Dafür reichen kleine Gewichte, einfache Kniebeugen oder Knie-Liegestütze. Auch hier sollten die Übungen nicht zu intensiv ausfallen, um Stress zu vermeiden.

Den Stress senken: Tipps für den Alltag

- Bauen Sie bewusst kleine Pausen ein: Schon eine kurze Unterbrechung von 5 Minuten kann im hektischen Alltag einen großen Unterschied machen.
- Planen Sie täglich moderate Bewegung wie Spazierengehen, Radfahren oder Yoga ein.
- Verbringen Sie so oft wie möglich Zeit in der Natur – das beruhigt den Geist und senkt den Stresspegel.
- Atemübungen oder Meditation helfen, das Nervensystem zu beruhigen. Inzwischen gibt es auch viele Apps und Online-Videos dazu.
- Verankern Sie schöne Dinge, die Ihnen Freude bereiten, fest in Ihrem Alltag: wohltuende soziale Kontakte, der Austausch mit Freunden, ein Hobby, das Ihnen wirklich Spaß macht.

STRESSMANAGEMENT UND SCHLAFHYGIENE

Stress und Schlafmangel sind wichtige Faktoren, die einen Histaminüberschuss verstärken können (siehe auch Seite 13). Dauerhafter Stress versetzt den Körper in ständige Alarmbereitschaft, bringt das Nervensystem aus dem Gleichgewicht und kann Mastzellen aktivieren, die Histamin freisetzen. Gleichzeitig sinkt die Aktivität der Enzyme, die es abbauen, was quasi wie ein doppelter Katalysator wirkt. Der Stresseffekt kann sich auch beim Testen in der Provokationsphase bemerkbar machen. Schlafmangel wirkt ebenfalls in diese Richtung: Histamin ist ein körpereigener Wachmacher. Wer dauerhaft zu wenig schläft, hat einen höheren Histaminspiegel im Gehirn. Das stört die nächtliche Regeneration, erhöht die Reizempfindlichkeit und begünstigt Entzündungsprozesse. Erst wenn Körper und Nervensystem regelmäßig zur Ruhe kommen, kann sich auch der Histaminstoffwechsel stabilisieren. Stress und Schlafstörungen lassen sich zwar nicht immer vermeiden, doch wir können lernen, besser damit umzugehen. Es lohnt sich, im Alltag bewusst Inseln der Ruhe zu schaffen und auf eine gute Schlafhygiene zu achten.

Beides ist für Menschen mit einem gestörten Histaminstoffwechsel genauso wichtig wie eine passende Ernährung.

BEHANDLUNG MIT MEDIKAMENTEN

Medikamente können Beschwerden bei einem Histamin-Überschuss-Syndrom lindern, aber sie beseitigen nicht die eigentliche Ursache. Sie sollten daher immer nur begleitend und – ganz wichtig! – nach ärztlicher Absprache eingesetzt werden. Sie können in keinem Fall eine Ernährungsumstellung ersetzen.

Antihistaminika

H1-Blocker der zweiten Generation wie Cetirizin oder Loratadin blockieren die Wirkung von Histamin im Körper und können so typische Beschwerden wie Hautreaktionen, Kopfschmerzen oder Übelkeit lindern. Anders als Präparate der ersten Generation machen diese Medikamente nicht mehr so müde. H1-Blocker sollten mindestens 1 Stunde vor dem Essen geschluckt werden. H2-Blocker (z. B. Famotidin; verschreibungspflichtig) lindern Beschwerden wie Durchfälle, Blähungen und Bauchschmerzen. Da sie schnell wirken, reicht es aus, sie etwa 10 Minuten vor einer Mahlzeit einzunehmen.

Enzympräparate (DAO-Kapseln)

Sie sollen helfen, den Histaminspiegel im Körper zu senken, indem sie den Abbau von Histamin im Darm fördern. Wissenschaftliche Belege für die Wirksamkeit dieser Präparate fehlen zwar und der Effekt ist individuell sehr unterschiedlich, dennoch lohnt sich ein Versuch. Nehmen Sie ein bis zwei Kapseln kurz vor einer histaminhaltigen Mahlzeit.

Mastzellstabilisatoren

Diese Medikamente (z. B. Cromoglicinsäure, Ketotifen) verhindern, dass Mastzellen Histamin freisetzen. Ihr Einsatz ist vor allem sinnvoll, wenn die Beschwerden hauptsächlich durch eine vermehrte körpereigene Histaminausschüttung entstehen.

Elektrolytlösungen

Sie stabilisieren den Flüssigkeitshaushalt und unterstützen so den Histaminabbau. Sie sollten sie mit viel Wasser trinken, entweder vorab in Risikosituationen oder möglichst frühzeitig bei ersten Anzeichen von Beschwerden.

Schlafhygiene kompakt

- Halten Sie feste Schlafenszeiten ein (auch am Wochenende) und gehen Sie am besten vor Mitternacht zu Bett.
- Sorgen Sie für eine ruhige, dunkle und kühle Umgebung. 16 bis 19 °C gelten als ideale Schlafzimmertemperatur.
- Nehmen Sie ein leichtes Essen spätestens 2 Stunden vor dem Zubettgehen ein und verzichten Sie auf Alkohol.
- Handy und Laptop mindestens 1 Stunde vor dem Schlafengehen weglegen.
- Abendrituale wie eine Atemübung oder Lesen stimmen auf die Nachtruhe ein und fördern das Einschlafen.

MEDIZIN AUS DER NATUR

Neben schulmedizinischen Medikamenten können auch pflanzliche und anthroposophische Mittel hilfreich sein, um typische Beschwerden eines Histaminüberschusses zu lindern. Sie sind in ihrer Wirkung wissenschaftlich nicht so eindeutig belegt wie klassische Medikamente, haben sich in der Praxis aber vielfach bewährt.

Magen-Darm-Beschwerden

- **Übelkeit:** Kamillentee, Bittertropfen oder auch Präparate wie Gentiana Magen Globuli velati können beruhigend wirken.
- **Durchfall:** Bewährt haben sich Birkenkohle comp. oder Bolus alba comp. Wechseln sich Durchfall und Verstopfung ab, ist Digestodoron® eine gute Option.
- **Bauchschmerzen und -krämpfe** können Nux vomica/Nicotiana comp. oder Bauchwickel mit Oxalis-Essenz lindern.
- **Blähungen:** Fenchel- oder Anis-Kümmel-Fenchel-Tees sind hilfreich, ebenso Carum-carvi-Zäpfchen (Kümmel) oder Bauchwickel mit Melissenöl. Aktivkohle, Bentonit oder Zeolith binden Histamin im Darm und können bei histaminreichem Essen die Beschwerden mildern (es gelangt weniger Histamin in den Kreislauf). Am besten nimmt man die Mittel direkt zu einer Mahlzeit oder unmittelbar bei Einsetzen der Beschwerden ein.

Herz-Kreislauf-Symptome

- **Herzstolpern, Herzrasen:** Eine Salbenauflage mit Aurum/Lavandula comp. auf die Herzregion oder ein Lavendelöl-Wickel auf den Oberbauch können beruhigend wirken.
- **Blutdruckschwankungen:** Empfehlenswert ist der Einsatz von Cardiodoron® (als Tropfen oder Tabletten).

Allgemeine Erschöpfung

Auch hier kann Cardiodoron® helfen. Bei chronischer Abgeschlagenheit haben sich zusätzlich Aurum/Apis regina comp. Globuli velati bewährt.

Kopfschmerzen

Vor allem bei migräneartigen Beschwerden kann Kephalodoron® (Tabletten) hilfreich sein.

Hautreaktionen

Bei Rötungen und Juckreiz können Calcium Quercus Globuli velati und die Rosatum Heilsalbe lindernd wirken.

Nasenbeschwerden

Bei einer verstopften Nase ohne Allergie können Nasenbalsam (mehrmals täglich, besonders abends auftragen) oder vorsichtiges Spülen mit einer Kochsalzlösung für Linderung sorgen.

SCHRITT FÜR SCHRITT ZUR LINDERUNG

Der Histaminüberschuss zeigt sich bei jedem Menschen anders – und genau deshalb braucht es ein individuelles Vorgehen. Die folgenden fünf Schritte geben eine praktische Orientierung und helfen Ihnen dabei, die Beschwerden deutlich zu lindern und den Alltag langfristig entspannt zu gestalten.

Aus Erfahrung weiß ich, dass es für die Betroffenen eines Histamin-Überschuss-Syndroms kaum machbar ist, ihre Ernährung von heute auf morgen auf histaminfrei umzustellen. Daher schlage ich als ersten Schritt eine histaminarme und nicht sofort die radikale histaminfreie Diät vor. So lässt sich oft schon in ausreichendem Umfang herausfinden, ob die Ernährung einen Einfluss auf die Beschwerden hat und ob bestimmte Nahrungsmittel besonders schlecht verträglich sind. Besteht nach dieser Testphase ein Verdacht gegenüber einem bestimmten Lebensmittel, kann dieser durch einen Provokationstest überprüft werden. Bestätigt sich der Verdacht, sollte man das Lebensmittel vom Speiseplan streichen. Oftmals ist der histaminarme Weg schon hilfreich: So lässt sich die Diagnose sowie die strenge Diät abkürzen.

SCHRITT 1:

HISTAMINARME DIÄT

In den ersten vier bis acht Wochen ist eine histaminarme Ernährung entscheidend. Alle Lebensmittel sollten dabei so frisch wie möglich sein – unverarbeitet, am besten regional und direkt nach dem Einkauf zubereitet. Als Orientierungshilfen dienen die Tabelle ab Seite 44 und die wichtigsten Regeln auf Seite 25. Führen Sie parallel ein Ernährungs- und Symptomtagebuch (siehe Seite 22), um Muster und problematische Lebensmittel zu identifizieren und die eigene Toleranzschwelle herauszufinden. Bessern sich Ihre Beschwerden, wenn Sie die identifizierten Lebensmittel weglassen, und treten sie beim erneuten Verzehr wieder auf, spricht das für ein Histamin-Überschuss-Syndrom. Das betreffende Lebensmittel sollten Sie dann vom Speiseplan streichen.

Es ist wichtig, in dieser Phase konsequent auf bestimmte Lebensmittel zu verzichten:

- Alkohol, insbesondere Rotwein, Sekt und Bier
- Schokolade
- gereifter Käse, vor allem Hartkäse wie Parmesan, Emmentaler, Gouda und Roquefort
- Fische und Meeresfrüchte wie Makrelen, Sardinen, Thunfisch, Muscheln und Austern
- Obst und Gemüse wie Avocado, Tomaten, Bananen, Zitrusfrüchte, Spinat und Auberginen
- fermentierte Produkte wie Sauerkraut, Kimchi, Sojasauce, Miso oder Tempeh
- gereiftes und verarbeitetes Fleisch wie Salami, Schinken und Salsiccia
- Lebensmittel mit Zusatzstoffen (siehe Seite 24), Hefe und Hefeprodukte
- Essig und Produkte mit Essig

SCHRITT 2:

HISTAMINFREIE DIÄT – DER RADIKALE WEG

Wenn trotz einer histaminarmen Ernährung weiterhin Beschwerden auftreten und das Tagebuch keine eindeutigen Hinweise liefert, ist eine komplett histaminfreie Ernährungsphase sinnvoll. Sie ermöglicht eine klare Standortbestimmung und schafft eine verlässliche Basis für die nächsten Schritte. Diesen Weg sollten Sie in jedem Fall nur gemeinsam mit einer erfahrenen Ernährungsberaterin oder einem Ernährungsmediziner gehen. Denn ohne

Histaminfreie Lebensmittel

Nur sehr wenige Lebensmittel sind vollkommen frei von Histamin – Wasser, raffiniertes Salz und Zucker sowie einige rein pflanzliche Öle. Ein Grenzwert, ab wann ein Lebensmittel als histaminfrei gilt, existiert nicht. In der Regel spricht man von „histaminfrei", wenn der Gehalt so niedrig ist, dass er bei den meisten Menschen keine Beschwerden auslöst, und zwar unter 0,1 mg pro 100 g. Dazu gehören:

- frisch zubereitete Fleischsorten wie Huhn, Pute oder Rind (ohne Gewürze und Marinaden)
- frischer Fisch (z. B. Kabeljau, Seelachs), am besten sofort verzehrt
- frisches Obst wie Birnen, Äpfel, Wassermelone (je nach individueller Verträglichkeit)
- frisches Gemüse wie Zucchini, Gurken, Brokkoli, Möhren (nicht konserviert oder fermentiert)
- Reis, Mais, Kartoffeln
- frische Eier
- unbehandelte Pflanzenöle wie kalt gepresstes Olivenöl

>>> Beachten Sie, dass Sie nicht nur histaminhaltige Lebensmittel weglassen sollten, sondern auch solche, die andere biogene Amine enthalten, sowie Histaminliberatoren und bestimmte Medikamente. Beherzigen Sie außerdem die Ernährungsregeln auf Seite 25!

fachliche Begleitung besteht die Gefahr, dass Sie bei wichtigen Nährstoffen in einen Mangel geraten.

Eliminationsdiät

Aus den genannten histaminfreien Nahrungsmitteln wird eine sogenannte Eliminationsdiät – auch Auslassdiät oder Karenzphase genannt – zusammengestellt, die in der Regel ebenfalls vier bis acht Wochen dauert. Alle anderen Lebensmittel werden in dieser Zeit konsequent weggelassen. Wenn sich die Beschwerden selbst dann nicht deutlich bessern, spricht vieles dafür, dass andere Faktoren eine Rolle spielen. Dazu gehören zum Beispiel bestimmte Grunderkrankungen, eine zu geringe Aktivität der Enzyme, die Histamin abbauen, oder auch eine starke Stressbelastung (siehe Seite 13).

Provokationstests

Bessern sich während der Eliminiationsdiät dagegen Ihre Symptome oder verschwinden sie ganz, können Sie neue Lebensmittel einzeln (das ist wichtig!) und in kleinen Mengen wieder einführen. Diese Provokationstests sollten sie idealerweise ebenfalls unter ernährungsberatender Begleitung durchführen. So lässt sich herausfinden, welche Lebensmittel Sie gut vertragen und welche Beschwerden verstärken können. Am Ende erhalten Sie eine individuelle Liste an problematischen Lebensmitteln – ohne dass gleichzeitig zu viele Nahrungsmittel womöglich unnötigerweise gestrichen werden und ein Nährstoffmangel entsteht.

Warum eine Ernährungsberatung am Anfang so wichtig ist

In den ersten Wochen der Ernährungsumstellung tauchen erfahrungsgemäß viele Fragen auf – etwa welche Lebensmittel geeignet sind, wie sich individuelle Reaktionen erkennen lassen und wie man Mangelernährung vermeidet. In dieser Phase ist eine professionelle Ernährungsberatung eine große Hilfe: Sie bietet Orientierung, beantwortet Fragen und macht den Einstieg in eine histaminbewusste Ernährung deutlich leichter und sicherer. Vor allem im zweiten Schritt, wenn weitgehend histaminfrei gegessen wird, ist eine solche Unterstützung dringend zu empfehlen.

SCHRITT 3:

RESTSYMPTOME BEHANDELN

Auch wer herausgefunden hat, welche Lebensmittel Probleme bereiten, und diese fortan meidet, wird die Beschwerden nicht immer vollständig los. In manchen Fällen bleiben noch einzelne Symptome bestehen. Das kann daran liegen, dass der Körper etwas Zeit braucht, um sich zu regenerieren – etwa die Darmschleimhaut, die Leber oder das Nervensystem. Auch hormonelle Schwankungen, Nährstoffmängel oder anhaltender Stress können die Histaminverarbeitung beeinflussen. Deshalb lohnt es sich, den Organismus auf mehreren Ebenen zu unterstützen: Dazu können ausreichend Schlaf, regelmäßige Bewegung und gezielte Entspannung genauso gehören wie Antihistaminika, Enzympräparate oder pflanzliche Medikamente. Besprechen Sie mit Ihrer Ärztin oder Ihrem Arzt, welche dieser Wege für Sie geeignet sind.

SCHRITT 4:

INDIVIDUELLE TOLERANZSCHWELLE AUSTESTEN

Nach den vier bis acht Wochen Diät werden nun schrittweise wieder histaminreichere Lebensmittel in die Ernährung aufgenommen: zunächst in kleinen Mengen, die dann langsam gesteigert werden. Das Ziel ist dabei, dass sich Ihre Ernährung wieder weitgehend normalisiert. Dieser Schritt erfordert nochmals viel Geduld und beansprucht mindestens drei Monate. Wie wir wissen, hängt die Verträglichkeit von vielen Faktoren ab (etwa Hormonzyklus oder Stresslevel). Daher sollten Sie sich nicht entmutigen lassen, wenn es mal Rückschläge gibt. Mit der Zeit pendelt sich in der Regel ein stabiles Gleichgewicht ein und Sie können zu einer weitgehend ausgewogenen und vielfältigen Ernährung zurückkehren. Essen sollte Ihnen weiterhin Freude machen. Deshalb plädiere ich dafür, dauerhaft nur die Lebensmittel wegzulassen, die in der Test- und Karenzphase tatsächlich Symptome ausgelöst haben.

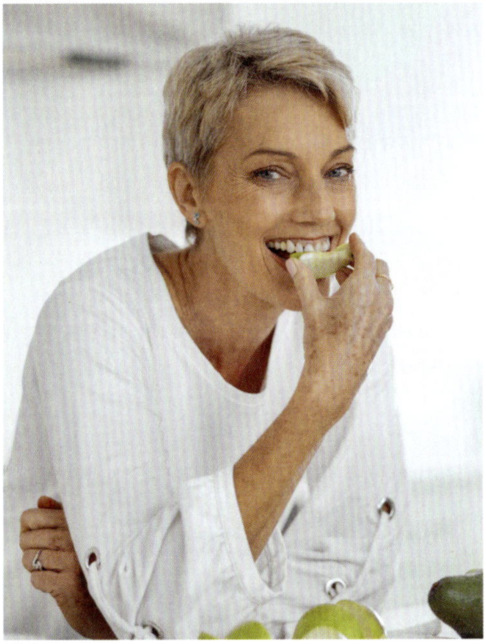

SCHRITT 5:

LANGFRISTIGE ERNÄHRUNG

Aus den einzelnen Schritten entsteht nach und nach ein individuelles, alltagstaugliches Ernährungskonzept, das auf unbestimmte Zeit fortgeführt werden kann: pflanzenbasiert, frisch, regional und nährstoffreich. Diese Ernährungsweise unterstützt den Histaminstoffwechsel und verringert die Beschwerden oftmals auf ein Minimum. Gleichzeitig wirkt sie sich auch positiv auf das komplette Immunsystem aus, sorgt für mehr Energie und erhöht die Lebensqualität. Mit der Zeit entwickelt sich so ein neuer, bewusster Umgang mit dem Essen, der Stabilität und Wohlbefinden ermöglicht. Obwohl das Histamin-Überschuss-Syndrom nicht vollständig heilbar ist, können Betroffene auf diese Weise wieder selbstbestimmt und ohne Beschwerden ihren Alltag genießen.

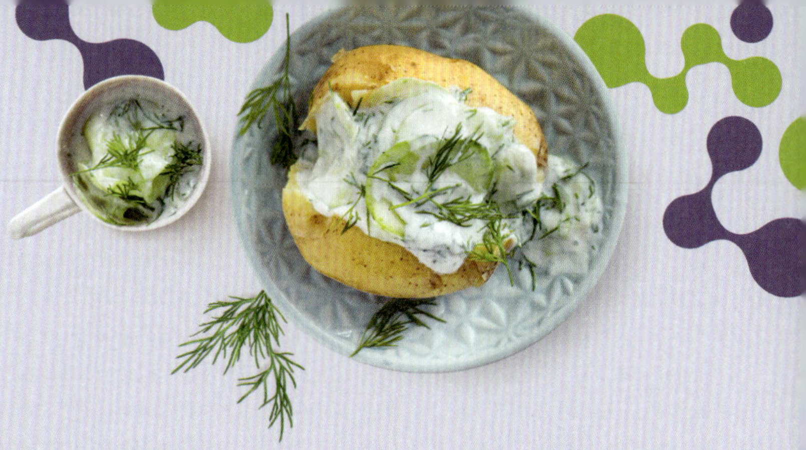

AUSWÄRTS ESSEN UND ENTSPANNT GENIESSEN

Ob im Restaurant oder falls sich unterwegs mal der kleine Hunger meldet: Wenn Sie wissen, worauf Sie achten müssen, können Sie auch außer Haus unbeschwert zugreifen. Das Ziel jeder Therapie eines Histamin-Überschuss-Syndroms besteht darin, den Alltag so unkompliziert wie möglich zu gestalten. Mit diesen Tipps gelingt es Ihnen leichter.

Für den Notfall empfiehlt es sich, immer Enzympräparate oder ein passendes Antihistaminikum (siehe Seite 30) in der Tasche zu haben. Dann können Sie ausnahmsweise auch mal eine eigentlich ungeeignete Leckerei genießen. Ebenfalls ein guter Trick: Essen Sie am besten zu Hause schon eine Kleinigkeit, damit Sie unterwegs nicht aus Hunger zu zu viel Histaminhaltigem greifen.

IDEEN FÜR SNACKS ZUM MITNEHMEN

- **Nüsse und Kerne:** Macadamianusskerne und ungesalzene Pistazienkerne, Paranüsse, Kürbiskerne, Maroni (vorgegart und vakuumiert oder frisch geröstet)
- **Getreide- und Knabberprodukte:** Knäckebrot (ohne Hefe), Reis- oder Maiswaffeln (ohne Zusatzstoffe) oder Reiswaffel-Cracker; ein selbst gebackenes Vollkornbrötchen (siehe Seite 54) oder ein anderes histaminarmes Vollkornbrötchen
- **Süßes:** Johannisbeer-Mandeldrink-Muffins (siehe Seite 164); Apfel, Kirschen oder andere geeignete Obstsorten, je nach Saison und Angebot; Trink-Smoothie (siehe Tipp Seite 58; in einer Kühltasche transportieren!)
- **Herzhaftes:** Möhre, Staudensellerie, Paprika, Gurke, Radieschen; hart gekochtes Ei (gekühlt 1–2 Stunden haltbar); junger Gouda oder Butterkäse (in Würfeln), Mini-Mozzarella, Quark oder Hüttenkäse

IDEEN FÜR ESSEN IM RESTAURANT

Setzen Sie möglichst auf nahrhafte Basics wie Reis, Kartoffeln oder Nudeln mit gedünstetem, gedämpftem oder gebratenem Gemüse. Genießen Sie frisch zubereitete Fleischgerichte wie Steaks, Schnitzel natur und Medaillons – ohne Sauce! Bestellen Sie einen Salat ohne Dressing und machen Sie ihn am Tisch lieber selbst mit Wasser oder Essig (bei Verträglichkeit!), Salz, Pfeffer und Olivenöl an. Man wird Ihre Wünsche im Restaurant gerne erfüllen.

- **Mediterran:** Auf dem Grill frisch zubereitet, sind Fisch, Hähnchen oder Lamm eine gute Wahl. Essen Sie dazu frisch gebratenes oder gegrilltes Gemüse mit Olivenöl und Pellkartoffeln oder gebratene Rosmarinkartoffeln. Tabu sind Antipasti, Tomaten und lange gereifte Käsesorten wie Camembert, Parmesan oder Grana padano. Auch Feta ist nicht empfehlenswert. Eine Pizza bianca ohne Tomatensauce (!) und mit geeigneten Gemüsesorten plus Mozzarella geht, sofern Sie nicht empfindlich auf Hefe reagieren.

- **Asiatisch:** Reisgerichte oder gebratene Nudeln mit frischem Gemüse und Fleisch sind oft gut verträglich, ebenso wie klare Gemüse- oder Fleischbrühen. Vorsicht ist bei Sojasauce, Fischsauce oder fermentierten Pasten geboten – die sind fast immer problematisch. Studieren Sie die Speisekarte genau. Inzwischen werden in vielen Asia-Restaurants Gerichte, die Zusatzstoffe und Geschmacksverstärker enthalten, gekennzeichnet. Sushi sollten Sie nur bei einem Restaurant bzw. Händler Ihres Vertrauens genießen – der Fisch muss topfrisch sein! Chilisaucen und Sojasauce zum Dippen meiden, auch eingelegten Ingwer besser weglassen.

- **Gut bürgerlich:** Setzen Sie auch hier auf möglichst einfache Gerichte wie Pellkartoffeln, Spiegelei, Schnitzel natur (ohne Sauce) oder gegrilltes Fleisch und frisches Gemüse. Auf Saucen mit Wein, Ragouts oder Schmorgerichte lieber verzichten – sie enthalten meist zu viele Unbekannte.

- **Vegetarische und vegane Küche:** Frisches Gemüse, Ofenkartoffeln, Omelett (vegetarisch) oder einfache Getreidegerichte bieten eine gute Basis. Vorsicht bei Tofu, Tempeh, fermentierten Sojaprodukten und Hülsenfrüchten, die oft Beschwerden auslösen können. Salate und Bowls gehen gut, solange das Dressing schlicht ist.

- **Fast Food:** Halten Sie sich an Rohkost oder frische Salate (mit Wasser-Öl-Dressing), einfache Hamburger ohne Käse, gegrilltes Hähnchen, Wraps mit Salat und Huhn, Pommes (falls frisch frittiert!). Lassen Sie lieber die Finger von Döner mit viel Sauce, Hotdogs oder Fertigpizza mit Salami. Das gilt auch für Ketchup, Mayonnaise und Fertigsaucen.

TIPPS ZUM EINKAUFEN, KOCHEN UND LAGERN

Der Umgang mit Lebensmitteln hat großen Einfluss darauf, wie viel Histamin schließlich auf dem Teller landet. Schon kleine Änderungen beim Einkaufen, bei der Zubereitung und bei der Aufbewahrung der Zutaten können helfen, die Histaminbelastung deutlich zu verringern. Entscheidend sind Frische und Sorgfalt – beides sollte für Sie das A und O sein!

Sauberkeit
Achten Sie beim Verarbeiten immer auf sorgfältig und frisch gespülte Messer und Brettchen. Lebensmittelrückstände können darauf sonst unbemerkt Keime hinterlassen.

Frisch einkaufen
Kaufen Sie lieber kleinere Mengen und dafür öfter, am besten saisonal und regional: je kürzer die Zeit zwischen Ernte oder Produktion und Verzehr, desto weniger Histamin entsteht.

Fertigprodukte und stark Verarbeitetes meiden
Industriell verarbeitete Lebensmittel enthalten oft größere Mengen an Histamin oder Zusatzstoffe, die Beschwerden verstärken können. Wenn Sie Ihre Mahlzeiten komplett selbst zubereiten, wissen Sie genau, was drin ist, und können gezielt histaminreiche Lebensmittel meiden.

Lebensmittelliste zum Checken mitnehmen
Als Einsteiger in Sachen histaminarme Ernährung haben Sie vermutlich noch nicht alle gefahrlosen Lebensmittel im Kopf. Da empfiehlt es sich, zu Beginn eine Kopie der Lebensmittelliste (ab Seite 44) in der Tasche zu haben.

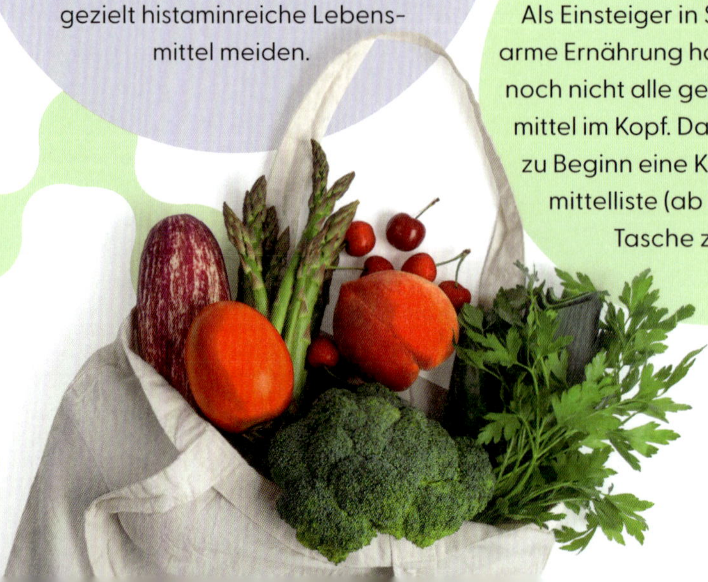

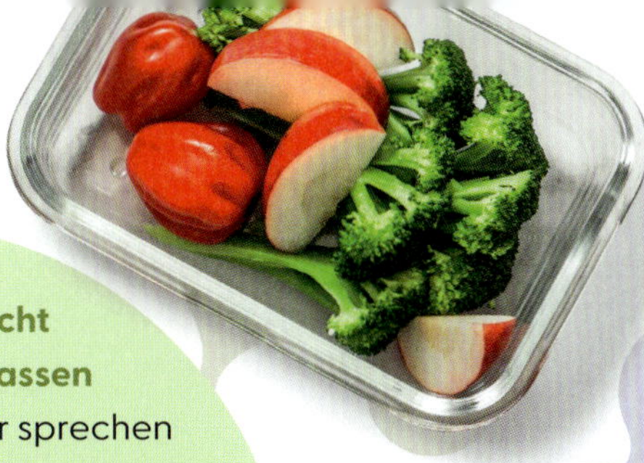

Verderbliches nicht ungekühlt stehen lassen

Schon kurze Zeiten – wir sprechen von wenigen Minuten – außerhalb des Kühlschranks fördern das Wachstum von Bakterien, die Histamin bilden. Stellen Sie daher vor allem Lebensmittel wie Fleisch, Fisch oder Milchprodukte nach dem Einkauf sofort in den Kühlschrank und verarbeiten Sie die Produkte wenn möglich noch am gleichen Tag.

Reste sofort einfrieren

Auch im Kühlschrank steigt der Histamingehalt von Speisen mit jeder Stunde an. Ist vom Essen etwas übrig geblieben? Dann frieren Sie die Reste sofort nach der Mahlzeit in kleinen Portionen ein und wärmen Sie sie bei Bedarf wieder auf.

Kühl und luftdicht lagern

Verwenden Sie gut verschließbare Behälter aus Glas oder hochwertigem Kunststoff und achten Sie auf eine lückenlose Kühlkette. Das hält Keime fern und verhindert zusätzliche Histaminbildung.

Tiefgekühltes direkt weiterverarbeiten

Beim Auftauen bei Raumtemperatur vermehren sich Bakterien besonders leicht. Geben Sie gefrorene Produkte daher am besten ohne langes Auftauen direkt in Topf oder Pfanne (Achtung, Packungsanweisung beachten).

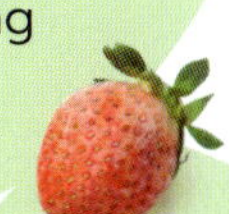

Speisen aus dem Kühlschrank nicht auf Raumtemperatur bringen

Auch gekühlte Speisen, die vor dem Verzehr Raumtemperatur annehmen sollen, können schnell Histamin entwickeln. Essen Sie sie daher entweder direkt kalt oder erhitzen Sie sie sofort.

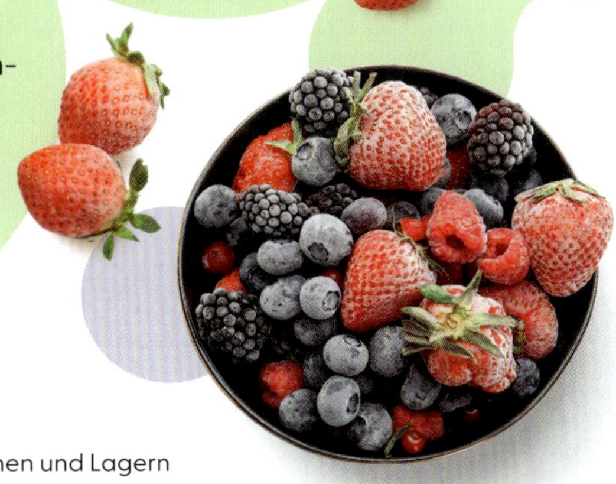

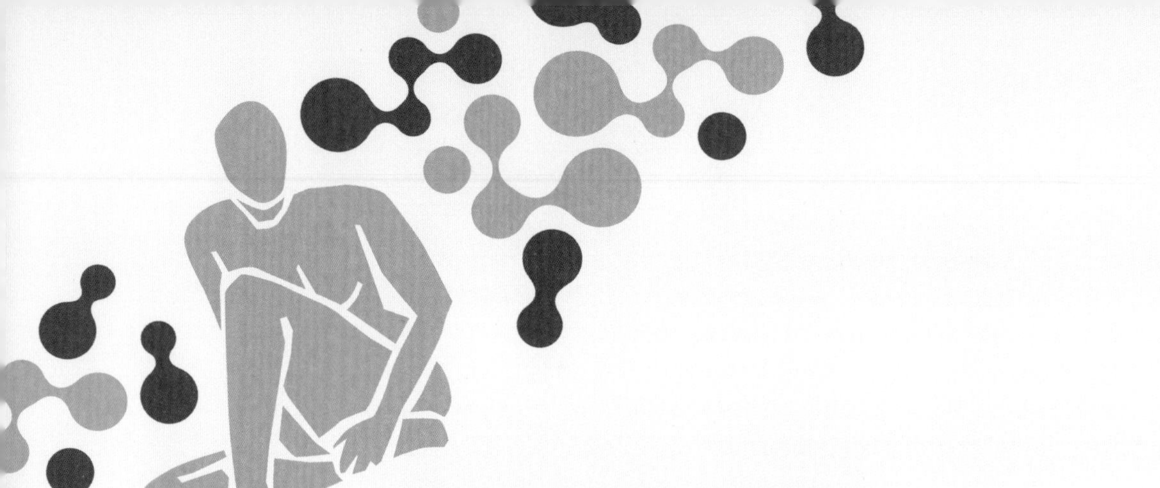

MYTHEN UND FAKTEN

Zum Thema Histamin kursieren viele Behauptungen: von der vermeintlich lebenslangen Intoleranz bis zur Wunderlösung in Kapselform. Einiges entpuppt sich bei näherem Hinsehen als Irrtum. Hier erfahren Sie, was wirklich stimmt und wo falsche Vorstellungen in die Irre führen, was bei einer so komplexen Erkrankung nicht selten vorkommt.

Histamin ist grundsätzlich schlecht.
Im Gegenteil: Histamin ist ein lebenswichtiger Botenstoff, der viele Funktionen im Körper erfüllt – zum Beispiel bei Immunreaktionen, im Nervensystem oder bei der Magensäureproduktion. Erst ein Zuviel (vor allem verursacht durch einen gestörten Abbau) führt zu Beschwerden. Ziel ist also nicht, komplett „histaminfrei“ zu werden, sondern ein gut regulierter Histaminhaushalt.

Alle Menschen mit HÜS vertragen die gleichen Lebensmittel nicht.
Das stimmt so nicht! Die Verträglichkeit von Lebensmitteln ist bei Histamin-Überschuss-Syndrom sehr individuell. Während der eine Tomaten oder Hartkäse gut verträgt, reagiert der andere schon auf kleinste Mengen. Pauschale Listen sind eine Orientierungshilfe, noch wichtiger ist es aber, persönliche Trigger gezielt herauszufinden (siehe Seite 32).

Ein Bluttest zeigt zuverlässig, ob ich ein Histamin-Überschuss-Syndrom habe.
Leider nein! Einzelne Laborwerte wie Diaminoxidase (DAO) im Blut oder Histamin im Stuhl sind nicht aussagekräftig genug für eine sichere Diagnose. Sie schwanken stark und spiegeln nicht zwingend die tatsächliche Situation im Körper wider. Die verlässlichste Methode ist ein strukturierter Diagnoseprozess mit Ernährungsprotokoll, Eliminationsdiät und ärztlich begleiteter Wiedereinführung verdächtiger Nahrungsmittel.

Ich habe eine Histaminintoleranz – also vertrage ich kein Histamin.
Diese Aussage hört man oft – sie ist aber so nicht ganz richtig. Denn was umgangssprachlich als Histaminintoleranz bezeichnet wird, ist in Wirklichkeit meist ein Histamin-Überschuss-Syndrom. Das bedeutet: Es ist keine klassische Unverträglichkeit im eigentlichen Sinn (wie bei Laktose oder Gluten), sondern ein Ungleichgewicht. Histamin wird entweder in zu großen Mengen freigesetzt, nicht ausreichend abgebaut oder beides. Entscheidend ist also nicht das Vorhandensein von Histamin an sich, sondern die Menge im Verhältnis zur individuellen Abbaukapazität.

Ich muss für immer histaminarm essen.
Sich histaminarm zu ernähren, ist ein wichtiger Schritt – aber kein Dauerzustand! Es hilft dem Körper, sich zu erholen, und senkt kurzfristig die Histaminbelastung. Langfristig geht es darum, die Ursachen zu beheben und die individuelle Toleranz wieder zu steigern. Mit einer gezielten Ernährung, einer guten Nährstoffversorgung, einem gesunden Darm und weniger Stress können viele Betroffene nach einiger Zeit schon wieder deutlich mehr vertragen.

DAO-Enzym-Kapseln lösen das Problem.
Viele Betroffene setzen auf DAO-Präparate, also auf das Enzym Diaminoxidase (DAO) in Kapselform. Diese können bei akuten Situationen hilfreich sein, beispielsweise beim Essen im Restaurant. Aber DAO-Kapseln sind keine Dauerlösung, denn sie beheben nicht die Ursache des Histaminüberschusses. Wichtig bleibt die Suche nach individuellen Auslösern mittels Eliminationsdiät und eine ganzheitliche Behandlung.

Ein HÜS hat man ein Leben lang.
Das muss nicht sein! Oftmals sind die Symptome eines Histamin-Überschuss-Syndroms vorübergehend, etwa nach Darmerkrankungen, nach einer Antibiotikatherapie oder hormonellen Umstellungen. Wenn die zugrunde liegenden Faktoren erkannt und behandelt werden, können die Beschwerden wieder komplett verschwinden.

Histaminprobleme kommen nur vom Essen.
Ernährung ist ein wichtiger Faktor, aber nicht der einzige. Histamin gelangt nicht nur über das Essen in den Körper, sondern wird auch in ihm selbst gebildet: etwa bei allergischen Reaktionen, durch Stresshormone, bei Infekten oder Hormonschwankungen. Äußere Reize wie Hitze, Kälte, Alkohol oder bestimmte Medikamente können ebenfalls zur Ausschüttung führen. All diese Einflussfaktoren müssen berücksichtigt werden.

SO FUNKTIONIERT MEIN MASTERPLAN

Bei einem Histamin-Überschuss-Syndrom ist es wichtig, individuell zu prüfen, welche Lebensmittel gut vertragen werden. Dieses Buch möchte Ihnen auf diesem Weg verlässliche Unterstützung bieten und eine Ernährungsumstellung so leicht wie möglich machen. Daher sind alle Rezepte so konzipiert, dass Sie ohne Bedenken und Listenchecken einfach loslegen können.

WEGWEISER DURCH DIE REZEPTE

Sie wissen jetzt, wie Sie herausfinden, ob Histamin der Auslöser für Ihre Beschwerden ist. Für den Start empfehle ich Ihnen, sich Unterstützung bei einer mit dem Histamin-Überschuss-Syndrom erfahrenen Ernährungspraxis zu suchen (Adressen siehe Seite 173). Ob mit professioneller Hilfe oder allein, das Austesten der für Sie ganz individuell kritischen Lebensmittel bleibt ein wichtiger Baustein Ihres persönlichen Heilungsplans.

Histaminfreie und -arme Gerichte

Die Ernährungsumstellung erleichtern Ihnen unsere Rezepte, die sich problemlos im Alltag umsetzen lassen. Etwa drei Viertel der Gerichte kommen ganz ohne histaminhaltige Zutaten aus. Bei den übrigen sind Lebensmittel, die bei empfindlichen Personen eventuell Beschwerden auslösen können, in den Zutatenlisten deutlich sichtbar gelb hinterlegt. Das gibt Ihnen zusätzlich Sicherheit! In den Tipps finden Sie Vorschläge, wie Sie sich vorsichtig an diese etwas histaminhaltigeren Lebensmittel herantasten können. Bei vielen Rezepten finden Sie außerdem nützliche Informationen oder histaminarme Alternativen zu den verwendeten Zutaten.

Rücksicht auf Unverträglichkeiten

Eine schnelle Orientierungshilfe bieten auch die Symbole bei den Rezepten. Sie machen auf einen Blick deutlich, welche Gerichte vegetarisch oder vegan sind, und weisen vor allem aus, welche frei von Laktose und Gluten sind. Wichtig für alle, die zusätzlich noch an den entsprechenden Unverträglichkeiten leiden.

Ein Rundum-sorglos-Paket

Mit den Rezepten ist sichergestellt, dass Ihr Körper mit allem, was er braucht, gut versorgt ist. Wertvolle Omega-3-Fettsäuren aus pflanzlichen Ölen (wie Lein-, Oliven- oder Kürbiskernöl) können Entzündungen im Körper eindämmen und den Histaminabbau positiv beeinflussen. Rezepte, die in dieser Hinsicht besonders punkten, sind ebenfalls mit einem speziellen Symbol gekennzeichnet. Außerdem kommen in den Rezepten natürlich die Proteinquellen zum Einsatz, die bei einem Histaminüberschuss überhaupt erlaubt und besonders günstig sind. So können Sie sicher sein, mit Eiweiß – und damit häufig auch zugleich mit Vitamin B6 – in ausreichendem Maß versorgt zu sein. Top-Rezepte in Sachen Protein haben ebenalls ein eigenes Symbol (siehe Seite 3). Was den Anteil an Ballaststoffen und wichtigen Nährstoffen betrifft, bieten die Rezepte generell den perfekten Mix.

ZUTATEN INTELLIGENT ERSETZEN

Im Internet werden Sie möglicherweise auf unterschiedliche Ratschläge zur Ernährung bei einem Histamin-Überschuss-Syndrom stoßen – das liegt daran, dass jeder unterschiedlich auf Histamin reagiert. Lassen Sie sich nicht verunsichern und halten Sie sich einfach an die Empfehlungen in diesem Buch. Aufgrund meiner Praxiserfahrung rate ich, Rohmilch und Sauermilchprodukte zu meiden; Ausnahmen sind die Käsesorten in der Tabelle ab Seite 44. Alternativ können Sie pflanzenbasierte Ersatzprodukte wie Hafer-, Mandel-, Kokos- oder Reisdrink und Produkte daraus verwenden. Sojadrink (auch Sojajoghurt, Tofu, Tempeh, Sojasauce) sollten Sie unbedingt links liegen lassen, da sie recht histaminhaltig sind. Als Süßungsmittel sind aus meiner Sicht natürliche Produkte wie Honig oder Ahornsirup eine gute Wahl.

Nützliche Ersatzprodukte

Sie werden bei den Rezepten zwei Produkte finden, die im Rahmen einer histaminarmen Ernährung hilfreich sind:

- Zum einen **Verjus,** den Saft aus unreifen Trauben. Er ist eine gute Alternative zu Essig, der lange gereift und damit histaminhaltig ist. Auch Sauerkirsch-, Cranberry- oder Acerola-Säfte (Muttersäfte ohne Zuckerzusatz) sind ein geeigneter Ersatz für Essig und im gut sortierten Supermarkt, Bioladen oder Online-Handel erhältlich.

- Empfehlenswert ist auch die Würzsauce **Coco Aminos,** die Sie anstelle von histaminreicher Sojasauce verwenden können. Diese glutenfreie, mild-pikante Sauce wird aus Meersalz und Kokosblütennektar hergestellt und eignet sich perfekt zum Verfeinern von Asia-Gerichten oder zum Abschmecken von Saucen. Sie finden sie ebenfalls im Online-Handel oder gut sortierten Bioladen.

LEBENSMITTELTABELLE BEI
Histamin-Überschuss-Syndrom

Lebensmittel	Verträglich	Testen	Vermeiden
Brote, Getreide, Backwaren, Beilagen wie Kartoffeln und Reis	Getreide wie Dinkel, Hafer, Hirse, Mais, Reis, Roggen, Weizen, Quinoa in verschiedenen Formen: Körner, Schrot, Flocken, Grieß, Mehl, Paniermehl, Nudeln; Kartoffeln	Amarant, Buchweizen, Malz, Weizenkeime	Hefe- und Sauerteiggebäck mit langer Teigführung evtl. ganz frische, noch fast warme Backwaren
Nüsse und Samen	Chiasamen, Kokosnuss (auch Kokosmilch, -joghurt, -raspel, -chips), Kürbiskerne, Leinsamen, Macadamianüsse, Maroni (Esskastanien), Paranüsse	ungesalzene Pistazien, Mandeln	Cashewnüsse, Erdnüsse, Haselnüsse, Walnüsse
Gemüse, Pilze und Salate	Alle Gemüse (frisch, tiefgekühlt oder Dose): Artischocke, Blumenkohl, Brokkoli, Fenchel, Gurke, Knollensellerie, Lauch, Mangold, Möhren, Paprika, Pastinaken, Petersilienwurzel, Kürbis, Rote Bete, Spargel, Spitzkohl, Staudensellerie, Wirsing, Zucchini, Zwiebeln, Zuckerschoten; alle Salate wie Chicorée, Feldsalat, Eichblattsalat, Endivien, Lollo rosso, Radicchio, Romana, Rucola	grüne Bohnen, grüne Erbsen, Pak Choi, Kohlrabi, Rosenkohl, Zuckermais (aus Glas oder Dose) Oliven (ohne Milchsäuregärung) Pilze (außer rechte Spalte)	Aubergine, Avocado, Spinat, Tomaten und Tomatenprodukte (Tomatenmark, passierte/stückige Tomaten, Ketchup, Saft) Hülsenfrüchte (Linsen, Lupinen, Bohnen, Erbsen, Soja); Sojaprodukte (Tofu, Tempeh, Miso, Sojasauce) Oliven, Fermentiertes, Sauerkraut Steinpilze, Morcheln, Champignons, Pfifferlinge

Obst	alle Früchte (frisch, tiefgekühlt oder Konserven): Apfel, Aprikose, Brombeeren, Cranberrys, Feige, Gojibeeren, Heidelbeeren, Johannisbeeren, Jostabeeren, Kaki, Litchi, Maulbeeren, Melone, Mango, Nektarine, Pfirsich, Sauer- und Süßkirschen	überreife Früchte und faule Stellen meiden Pflaumen, Zwetschgen Granatapfel	Ananas, Banane, Birne, Erdbeeren, Guave, Himbeeren, Kiwi, Orange und andere Zitrusfrüchte, Papaya Konfitüren aus den aufgelisteten Früchten
Eier	Eier (Huhn, Wachtel etc.)		
Milch und Milchprodukte	Rohmilch von der Kuh, pasteurisierte Milch Butter, Sahne (ohne Carrageen!), Molke Butterkäse, Frischkäse (ohne Carrageen!), junger Gouda, Hüttenkäse, Mascarpone, Manouri, Mozzarella, Quark, Schichtkäse, Ricotta, Ziegenfrischkäse	Rohmilch, Sauermilchprodukte (reine Buttermilch, Crème fraîche, Dickmilch, Joghurt, Kefir, Schwedenmilch, saure Sahne, Schmand) Feta (Schafskäse)	gereifte Käse (Hartkäse und Halbhartkäse wie Parmesan, Grana padano), Weichkäse, Schmelzkäse, Edelschimmelkäse, alter Gouda
Fisch, Meeresfrüchte, Krustentiere, Schalentiere	absolut fangfrischer Fisch (Angler, Fischer, Fischzucht: Dorade, Dorsch, Forelle, Kabeljau, Rotbarsch, Scholle, Schellfisch, Seehecht/-lachs, (Wild-) Lachs tiefgekühlter, nicht lange gelagerter Fisch: rasch auftauen und zügig verwenden!	„Frischfisch“ (Ladenregal, bedienter Fischtheke, Marktstand, Restaurant) Meeresfrüchte, Seafood	Fischkonserven, marinierte, gesalzene, getrocknete, geräucherte oder in Essig eingelegte Fische und Meeresfrüchte; Fischsaucen Bestimmte Fischarten: Hering, Makrele, Sardinen, Sardellen, Sprotten, Thunfisch, Mahi-Mahi; Schalen- und Krustentiere

Fleisch und Produkte daraus	möglichst frisches, naturbelassenes Frischfleisch von Ente, Hähnchen, Pute, Schaf, Ziege, Rind, Schwein, Wildschwein abgepackt und datiert: z. B. Schnitzel, Kotelett, Filet, Keulen, Hackfleisch/Mett, Geschnetzeltes Tiefgekühltes Fleisch, rasch aufgetaut Kochschinken (Scheiben), selbst gemachter Bratenaufschnitt	Frischfleisch im Offenverkauf (ohne Mindesthaltbarkeitsdatum) Hackfleisch vorverpackt Kochwurst-/Frischwurstaufschnitt Wildfleisch (Fleischreifung)	Alle Wurstwaren (roh, geräuchert, getrocknet oder gepökelt), vor allem Salami, roher Schinken, Bündner Fleisch, Cervelatwurst, Landjäger, Leberwurst, Speck, Bratwurst Wurstwaren mit Zusatzstoffen wie Fleischsalat, geräucherte Fleischwaren, Innereien Fleischkonserven, Fleischextrakte; länger mariniertes Fleisch wie Sauerbraten; Grillfleisch, Döner, Gyros
Fette und Öle	Pflanzenöle wie Raps-, Oliven-, Hanf-, Lein-, Kürbiskernöl, Kokosöl tierische Fette wie Butter, Margarine, Butterschmalz, Fischöl	Avocado-, Mandelöl	Nussöle wie Walnuss-, Haselnussöl Distelöl, Sonnenblumenöl
Gewürze, Essig und Würzmittel	Salz, Knoblauch, Ingwer, Meerrettich (frisch oder Pulver) Kräuter (frisch oder getrocknet): Basilikum, Dill, Kerbel, Petersilie, Kresse, Koriandergrün, Lorbeer, Minze, Oregano, Rosmarin, Salbei, Schnittlauch, Thymian, Zitronenmelisse	Apfelessig Gewürze/Würzen, z. B. Kreuzkümmel, Ajvar (mild) Kräuter: Majoran	Essig (besonders Weinessig, Balsamico) Brühe, Geschmacksverstärker (Glutamat, Natriumglutamat), Hefeextrakt scharfe Sojasauce

	Salz, Knoblauch, Ingwer, Meerrettich (frisch oder Pulver) Kräuter (frisch oder getrocknet): Basilikum, Dill, Kerbel, Petersilie, Kresse, Koriandergrün, Lorbeer, Minze, Oregano, Rosmarin, Salbei, Schnittlauch, Thymian, Zitronenmelisse Gewürze: Fenchel, Kardamom, Koriander, Kurkuma, Muskatnuss, Paprikapulver (edelsüß), Pfeffer (mild!), Vanille, Zimt Kartoffel- und Maisstärke; Coco Aminos, Verjus		Gewürze wie Chilischoten (frisch oder getrocknet), Cayennepfeffer, Currypulver/-pasten, rosenscharfes Paprikapulver
Süßigkeiten	Zucker Agavendicksaft, Ahornsirup, Apfeldicksaft, Honig, Stevia Konfitüren aus verträglichen Früchten	weiße Schokolade	Carob, Kakao, Kakaomasse, braune und dunkle Schokolade, Nougat, Marzipan Süßwaren und Pudding mit Schokolade, Nüssen
Getränke	Mineralwasser, Kräuter-/Rooibostee, Säfte aus geeignetem Obst (Acerola-, Apfel-, Cranberry-, Kirschsaft) Pflanzendrinks (Hafer-, Mandel-, Kokos-, Reisdrink) Kokoswasser, koffeinfreier Kaffee	Espresso, Schwarztee, Grüntee, Mate, Kaffee	Säfte aus Zitrusfrüchten, Tomaten und anderem unverträglichem Obst oder Gemüse Sojadrink Energydrinks, Kakao, Brennnesseltee Alkohol

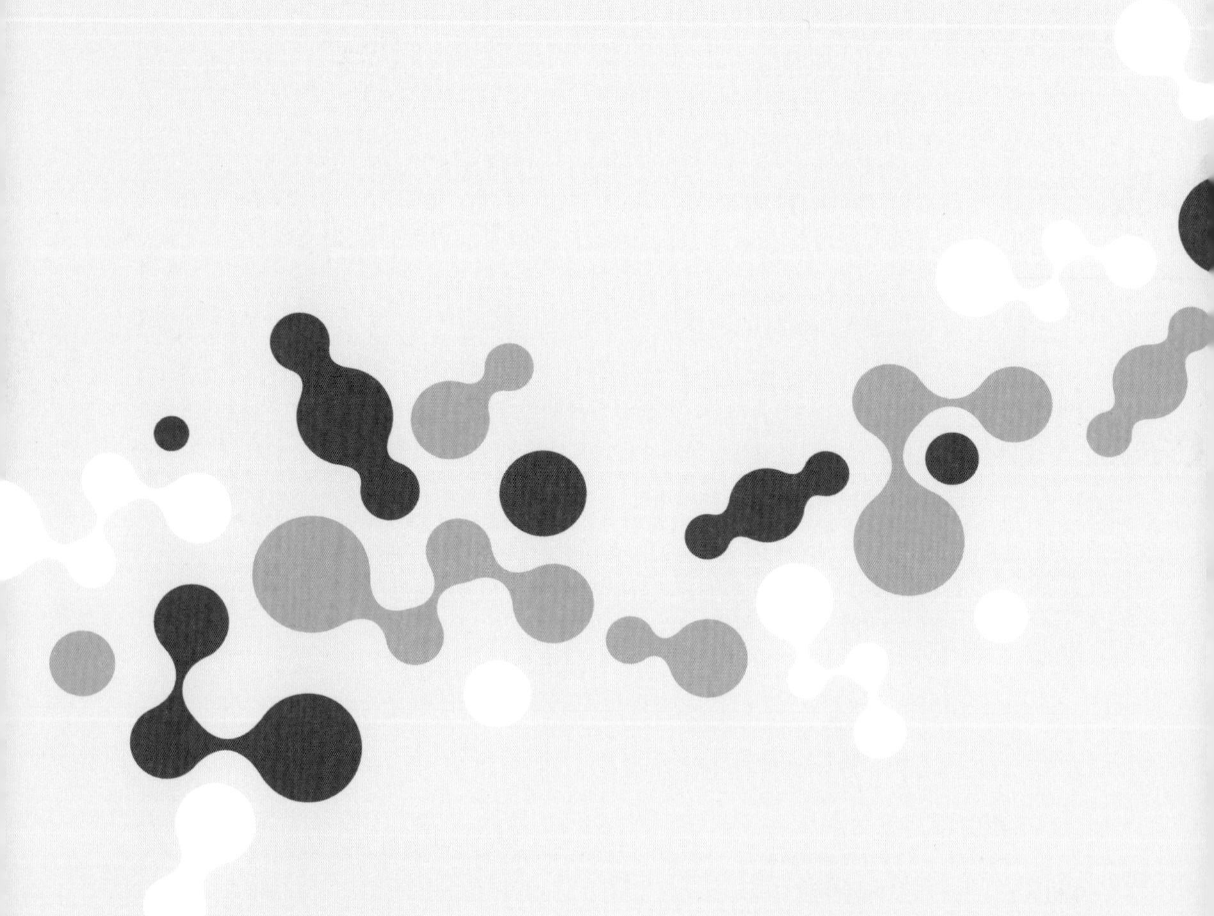

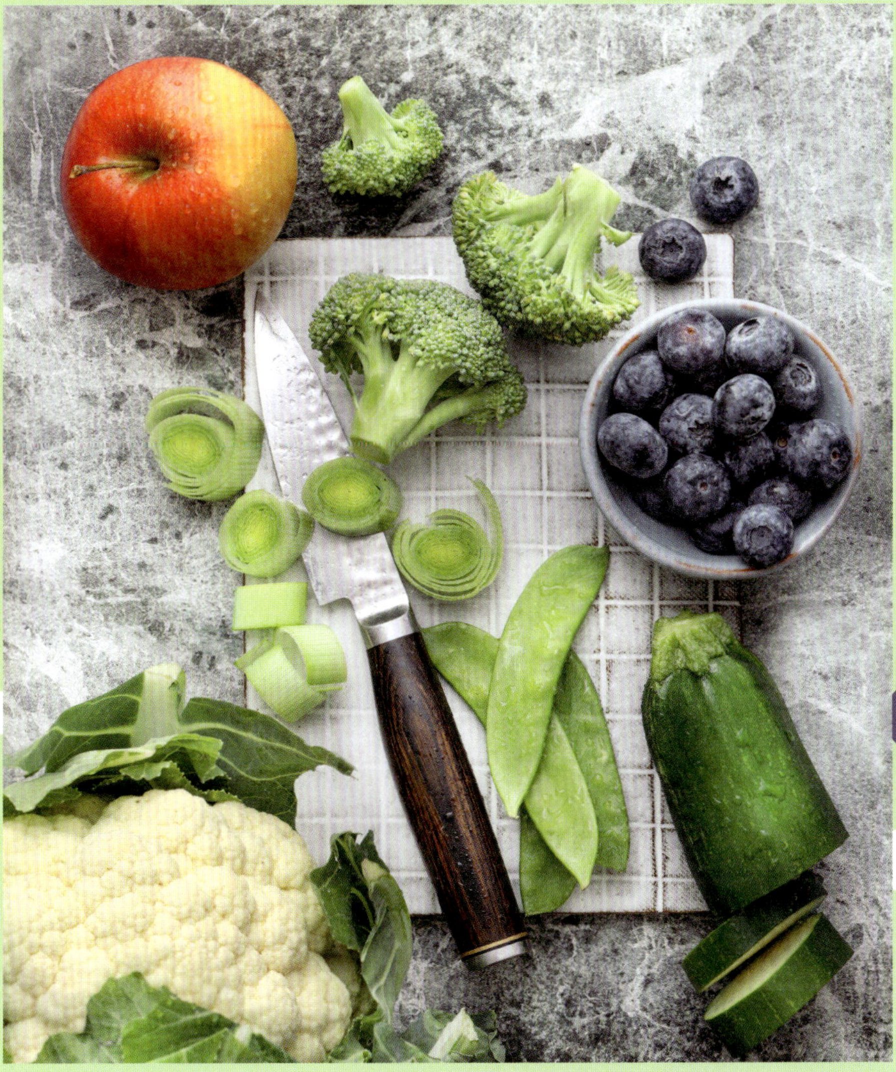

HISTAMINARMER GENUSS – TAG FÜR TAG

Mit etwas Know-how lassen sich leckere Gerichte ganz ohne histaminhaltige Lebensmittel zubereiten. Ob Frühstück oder Brote, Salate oder Suppen, kleine oder große Gerichte – hier kommen über 60 Rezepte, die Ihnen beschwerdefreien Genuss garantieren. Dazu gibt's Ideen zum individuellen Testen und Vorschläge für clevere Zutaten-Alternativen.

KERNIGES DINKEL-TEFF-BROT

Für 1 Laib (900 g; 18 Scheiben) | Zubereitung: 20 Minuten | Backen: 50 Minuten

300 g Vollkorndinkelmehl
100 g Vollkornteffmehl
(aus dem Bioladen)
50 g zarte Haferflocken
1½ TL Salz
1 Pck. Weinsteinbackpulver
75 g Kürbiskerne
75 g geschrotete Leinsamen
2 EL Olivenöl
Mehl zum Arbeiten

Pro Scheibe (ca. 50 g): ca. 150 kcal,
6 g EW, 6 g F, 17 g KH, 3 g BST

- Den Backofen auf 190 °C vorheizen. Ein Backblech mit Backpapier belegen. Dinkel- und Teffmehl, Haferflocken, Salz und Backpulver in eine Rührschüssel geben. Die Kürbiskerne grob hacken.

- Kürbiskerne und Leinsamen mit dem Öl und 300 ml Wasser zum Mehl-Mix geben und alles mit den Knethaken des Handrührgeräts oder der Küchenmaschine zu einem glatten Teig verkneten. Sollte der Teig zu fest sein, noch 5 bis 6 EL Wasser unterkneten.

- Anschließend den Teig auf der leicht bemehlten Arbeitsfläche mit den Händen zu einem runden Laib formen. Den Brotlaib auf das Blech setzen und im Ofen auf der mittleren Schiene etwa 50 Minuten backen.

- Das Brot aus dem Ofen nehmen und die Klopfprobe machen: Klingt es hohl, wenn man mit den Fingerkuppen auf die Unterseite klopft, ist es durchgebacken. Anderenfalls das Brot 5 bis 10 Minuten weiterbacken.

- Das Brot aus dem Ofen nehmen und auf einem Kuchengitter vollständig abkühlen lassen, erst danach in Scheiben schneiden. Es hält sich etwa 1 Woche und lässt sich auch sehr gut einfrieren.

GUT ZU WISSEN

Teffmehl schmeckt leicht nussig und wird aus den winzigen Körnern der Zwerghirse hergestellt. Es ist glutenfrei, hat im Vergleich zu anderen glutenfreien Mehlen aber eine gute Bindekraft. Wer Gluten gut verträgt, kann das Teffmehl durch die gleiche Menge Vollkorndinkel- oder -weizenmehl ersetzen.

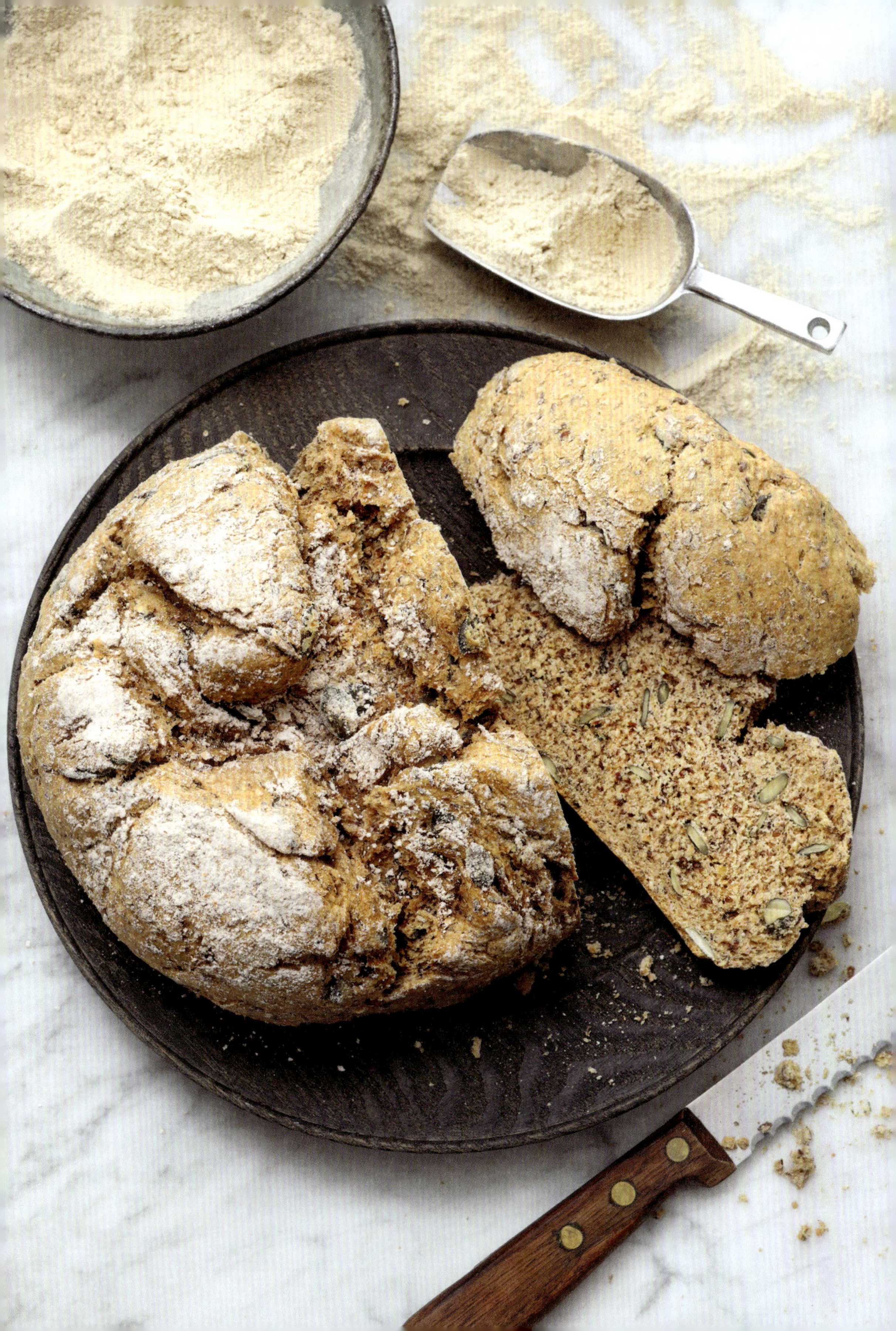

HAFERFLOCKEN-QUARK-BROT

Für 1 Kastenform (ca. 25 cm; 1 kg; 20 Scheiben) | Zubereitung: 40 Minuten | Backen: 50 Minuten

500 g Magerquark
2 Eier (Größe M)
260 g zarte Haferflocken
250 g kernige Haferflocken
1 Päck. Weinsteinbackpulver
1½ TL Salz
1 TL Brotgewürz (Mischung)

Pro Scheibe (ca. 50 g): ca. 130 kcal,
7 g EW, 3 g F, 17 g KH, 2 g BST

- Den Backofen auf 200 °C vorheizen. Die Form mit Backpapier auslegen. Quark und Eier in einer Rührschüssel mit den Schneebesen des Handrührgeräts cremig aufschlagen. 1 EL zarte Haferflocken zum Bestreuen beiseitestellen, den Rest mit kernigen Haferflocken, Backpulver, Salz und Brotgewürz mit den Knethaken des Handrührgeräts unter die Quark-Eier-Masse kneten. Sollte der Teig zu fest sein, noch bis zu 5 EL Wasser unterkneten.

- Den Teig in die Form füllen und glatt streichen. Die beiseitegestellten zarten Haferflocken auf dem Brot verteilen und leicht andrücken. Das Brot im Ofen auf der mittleren Schiene etwa 50 Minuten backen.

- Das Brot aus dem Ofen nehmen und auf einem Kuchengitter etwa 5 Minuten abkühlen lassen. Anschließend mithilfe des Backpapiers aus der Form lösen und vollständig auskühlen lassen. Das Brot hält sich im Kühlschrank 3 bis 4 Tage. In Scheiben geschnitten, kann man es auch gut portionsweise einfrieren.

GUT ZU WISSEN

Haferflocken sind von Natur aus glutenfrei, können aber durch die Verunreinigung mit glutenhaltigen Getreidesorten bei der Herstellung Spuren von Gluten enthalten. Wer auf das Klebereiweiß empfindlich reagiert, sollte besser auf „glutenfrei“ ausgelobte Haferflocken zurückgreifen.

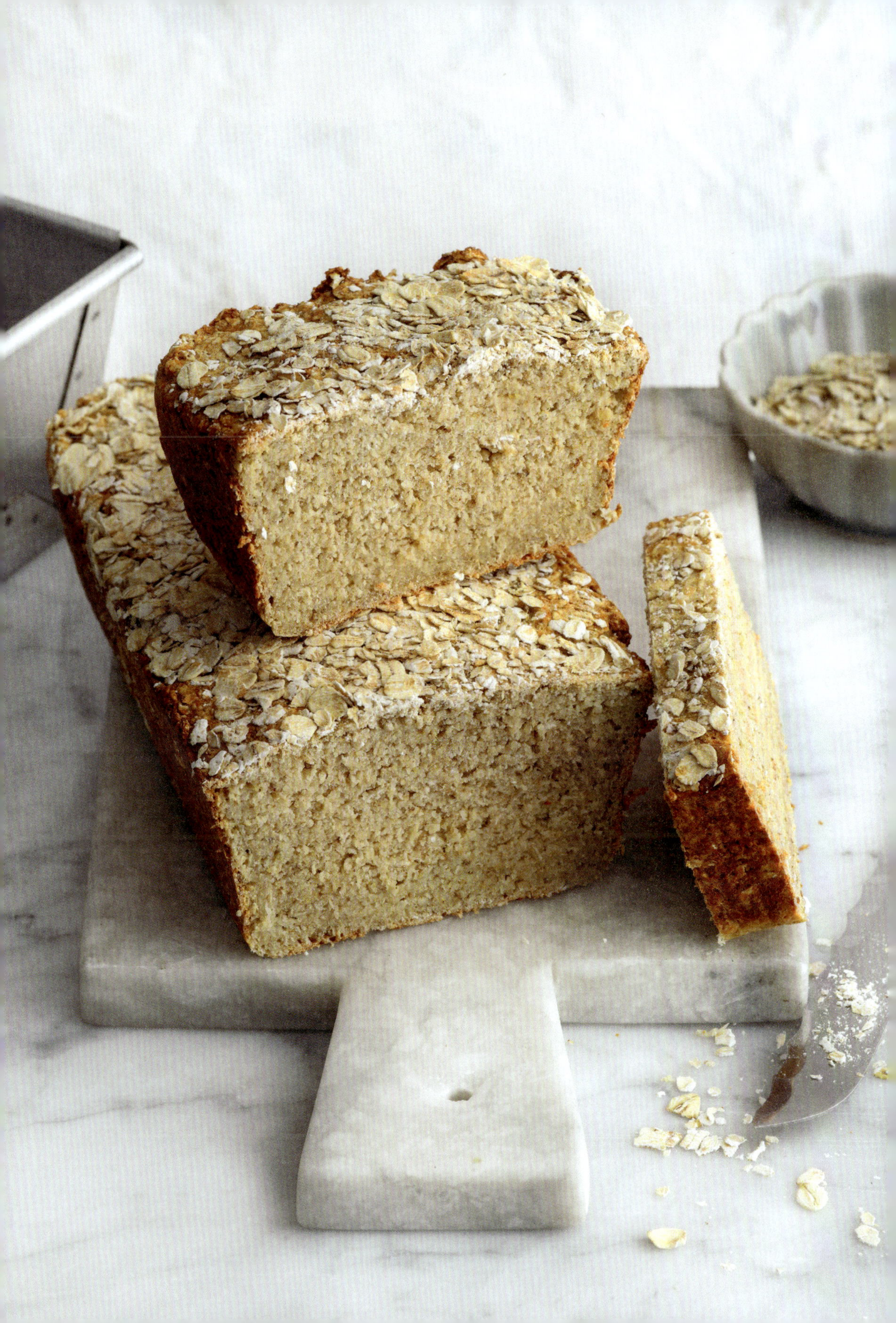

KARTOFFEL-VOLLKORN-BRÖTCHEN

Für 8 Stück | Zubereitung: 1 Stunde | Backen: 40 Minuten | Abkühlen: 30 Minuten

500 g mehligkochende Kartoffeln
Salz
200 g Vollkorndinkelmehl
150 g Roggenvollkornmehl
2 ½ EL Chiasamen
1 Päck. Weinsteinbackpulver
2 EL Olivenöl
Mehl zum Arbeiten

Pro Stück (ca. 90 g): ca. 240 kcal,
7 g EW, 5 g F, 37 g KH, 5 g BST

- Die Kartoffeln mit der Gemüsebürste sorgfältig waschen, in einem Topf mit Salzwasser bedeckt mit geschlossenem Deckel bei mittlerer Hitze 25 bis 30 Minuten garen. Danach abgießen und dabei 125 ml Wasser auffangen. Die Kartoffeln kurz ausdampfen lassen, pellen und mit dem Kartoffelstampfer fein zerdrücken. Das Püree lauwarm abkühlen lassen.

- Dinkel- und Roggenmehl mit 2 EL Chiasamen, Backpulver und 1 TL Salz in einer Rührschüssel mit dem Schneebesen mischen. Kartoffelpüree, Öl und 100 bis 125 ml aufgefangenes Kartoffelkochwasser dazugeben und alles mit den Knethaken des Handrührgeräts etwa 5 Minuten zu einem glatten Teig verkneten.

- Den Backofen auf 200 °C vorheizen. Ein Backblech mit Backpapier belegen. Den Kartoffelteig auf der leicht bemehlten Arbeitsfläche zu einer Rolle formen und diese quer in 10 gleich große Stücke teilen. Jedes Teigstück mit leicht bemehlten Händen zu einer Kugel formen und mit etwas Abstand zueinander nebeneinander auf das Blech setzen. Mit Wasser bestreichen und mit den restlichen Chiasamen (½ EL) bestreuen.

- Die Brötchen im Ofen auf der mittleren Schiene in etwa 40 Minuten goldbraun backen. Herausnehmen und auf einem Kuchengitter auskühlen lassen. Im Kühlschrank kann man die Brötchen 5 bis 6 Tage aufbewahren, eingefroren sind sie etwa 3 Monate haltbar. Bei Bedarf die gefrorenen Brötchen im heißen Ofen bei 180 °C 5 bis 7 Minuten aufbacken.

GUT ZU WISSEN

Kaufen Sie Kartoffeln frisch und aus regionalem Anbau in kleinen Netzen oder Papiertüten und verbrauchen Sie sie möglichst schnell. Bei längerer Lagerung kann Histamin entstehen.

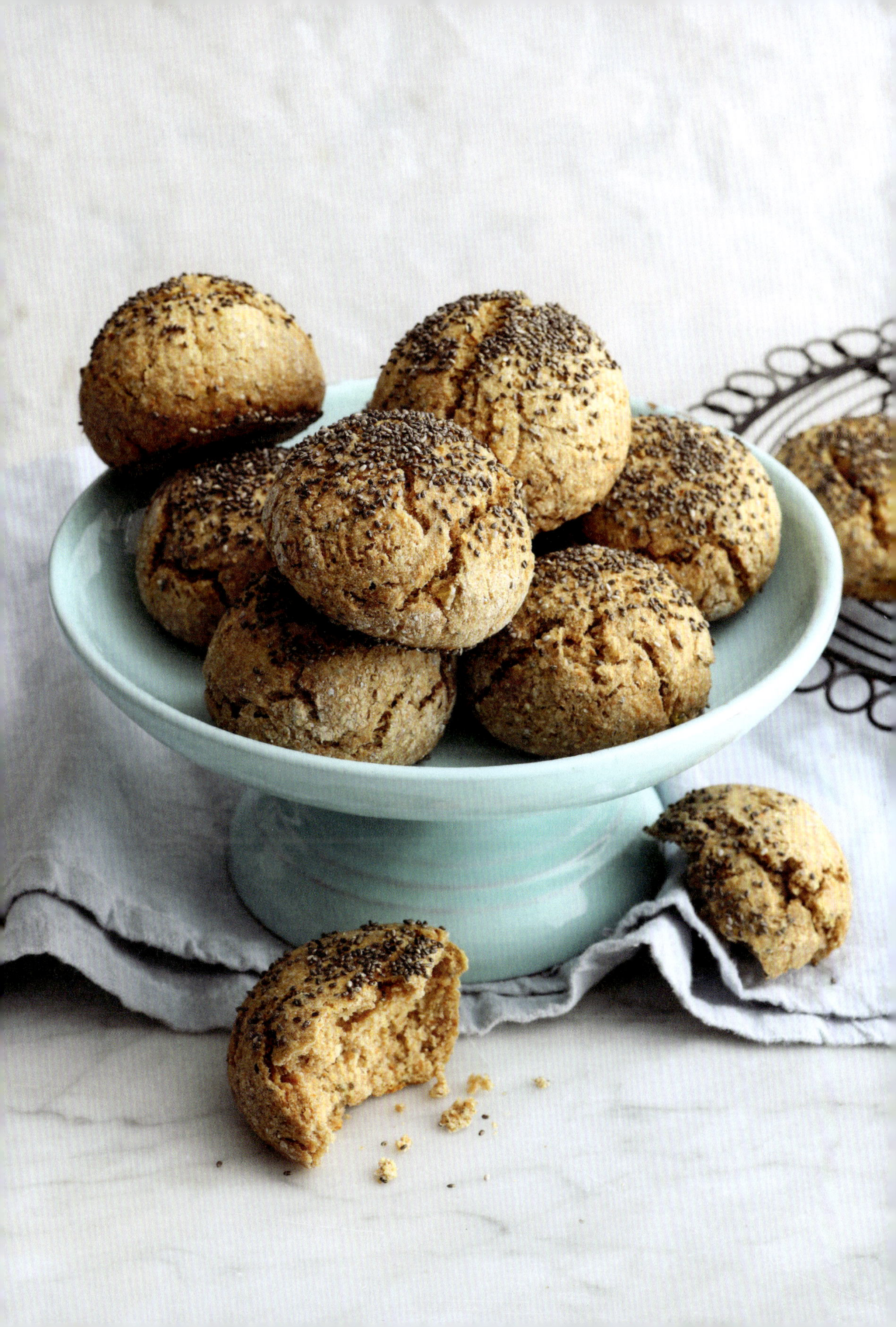

CHIAPUDDING MIT MANGOQUARK

Für 2 Personen | Zubereitung: 15 Minuten | Quellen: 8 Stunden (über Nacht)

40 g Chiasamen
300 ml ungesüßter Kokosdrink
1 EL Agavendicksaft
200 g Mangofruchtfleisch
250 g Magerquark
50 g Heidelbeeren
1 EL Kokos-Chips

Pro Portion: ca. 340 kcal,
23 g EW, 12 g F, 29 g KH, 12 g BST

- Am Vorabend die Chiasamen mit dem Kokosdrink und dem Agavendicksaft verrühren und etwa 10 Minuten quellen lassen. Den Pudding nochmals umrühren, auf Gläser (ca. 300 ml) verteilen und im Kühlschrank abgedeckt 6 bis 8 Stunden, am besten über Nacht, quellen lassen.

- Am nächsten Tag die Mango schälen und in etwa 1 cm große Würfel schneiden. Etwa zwei Drittel der Mangowürfel mit 2 EL Wasser in einem hohen Rührbecher mit dem Stabmixer fein pürieren, danach den Quark unterrühren. Die Heidelbeeren verlesen, waschen und vorsichtig trocken tupfen.

- Den Mangoquark auf dem Chia-Pudding verteilen. Die Gläser mit den übrigen Mangowürfeln und Heidelbeeren toppen und zuletzt Kokos-Chips darüberstreuen.

GUT ZU WISSEN

Sie können das Mangopüree auch mit Frischkäse, Hüttenkäse oder Ricotta mischen – sie sind bei einem Histaminüberschuss genau so gut verträglich wie Quark. Wer sich vegan ernähren möchte, kann auf pflanzliche Quark-Alternativen auf Basis von Hafer oder Mandeln (ohne Soja!) zurückgreifen.

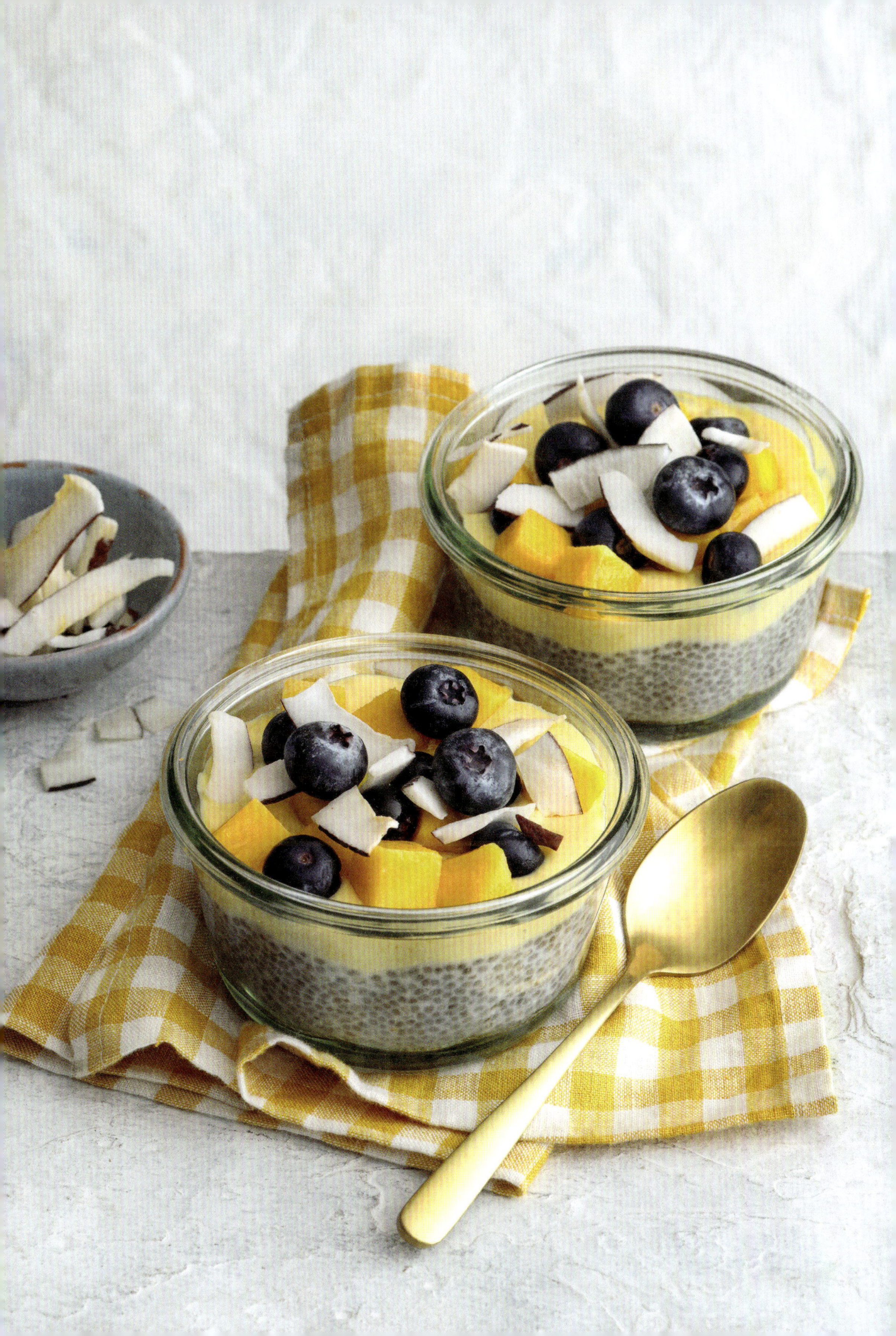

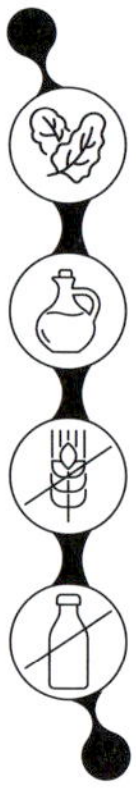

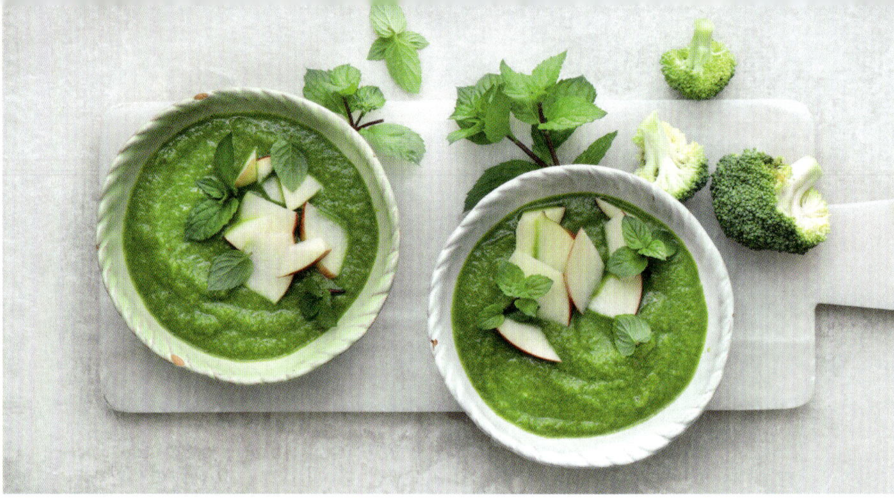

GRÜNE SMOOTHIE-BOWL

Für 2 Personen | Zubereitung: 15 Minuten

3 Brokkoliröschen (ca. 60 g)
2 große Äpfel (z. B. Elstar; ca. 400 g)
40 g Feldsalat
2 Stiele Minze
10 g Ingwer
1 TL gemahlene Kurkuma
2 TL gemahlene Flohsamenschalen
400 ml Mineralwasser (ohne Kohlensäure)
2 EL Hanf- oder Leinöl
2 TL Ahornsirup

Pro Portion: ca. 270 kcal,
2 g EW, 12 g F, 33 g KH, 9 g BST

- Den Brokkoli putzen und waschen. Die Äpfel waschen, vierteln und entkernen. 2 Viertel in dünne Spalten schneiden und beiseitelegen, den Rest in grobe Stücke schneiden. Feldsalat verlesen, waschen und trocken schütteln. Minze waschen, trocken tupfen, die Blätter abzupfen und einige zum Garnieren beiseitelegen. Den Ingwer schälen und klein würfeln.

- Brokkoli, Äpfel, Feldsalat, Minze und Ingwer in den Standmixer geben, Kurkuma und Flohsamenschalen hinzufügen und das Mineralwasser dazugießen. Alles zuerst auf kleiner, dann auf hoher Stufe cremig pürieren.

- Das Hanf- oder Leinöl und den Ahornsirup dazugeben und kurz untermixen. Den Smoothie auf Schalen (Bowls) verteilen. Mit den beiseitegelegten Apfelspalten und Minzeblättern garnieren.

GUT ZU WISSEN

Wer nicht die Bowl löffeln, sondern einen Smoothie trinken möchte, gibt mehr Mineralwasser dazu und mixt den ganzen Apfel und die komplette Minze unter. Praktisch: den grünen Smoothie als Frühstück to go in einer Twist-off-Flasche mitnehmen.

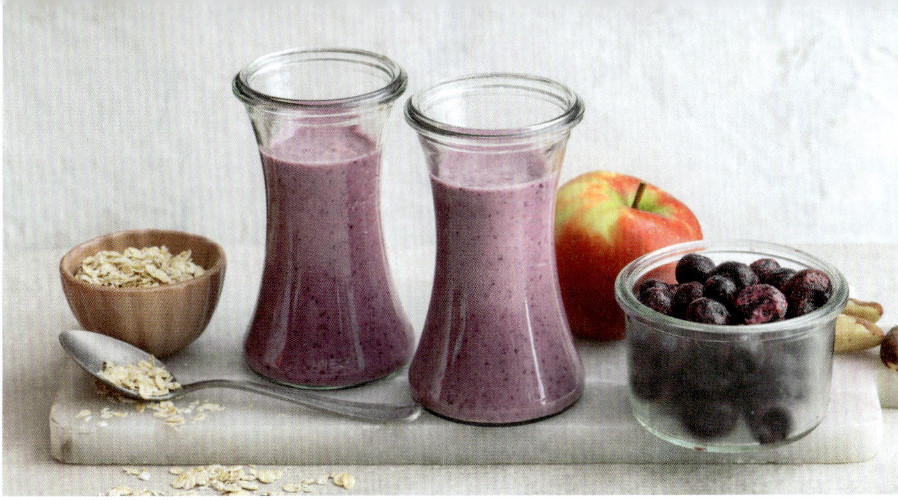

HEIDELBEER-REISDRINK

Für 2 Personen | Zubereitung: 10 Minuten

100 g tiefgekühlte (Wild-)Heidelbeeren
1 großer Apfel (z. B. Elstar)
4 Paranusskerne
2 EL kernige Haferflocken
¼ TL gemahlene Vanille
2 TL flüssiger Honig
400 ml ungesüßter Reisdrink

Pro Portion: ca. 280 kcal,
4 g EW, 7 g F, 48 g KH, 7 g BST

• Die gefrorenen Heidelbeeren in einem kleinen Topf mit 2 EL Wasser bei schwacher Hitze erwärmen, bis sie vollständig aufgetaut sind. Vom Herd nehmen. Den Apfel waschen, vierteln, entkernen und grob in Stücke schneiden. Die Paranüsse grob hacken.

• Die Heidelbeeren und Apfelstücke mit Nüssen, Haferflocken, Vanille und Honig in den Standmixer geben. Den Reisdrink dazugießen und alles zuerst auf kleiner, dann auf hoher Stufe feincremig pürieren. Den Drink auf große Gläser verteilen und sofort servieren.

IDEE ZUM TESTEN

In diesem Rezept wird Reisdrink verwendet, weil er neutral schmeckt und in der Regel wenig Histamin enthält. Alternativ können Sie den Drink mit Kokoswasser mixen, das ebenfalls gut verträglich ist. Sehr gut schmeckt auch Buttermilch, die allerdings nicht jeder verträgt. Testen Sie am besten reine Buttermilch (max. 1 % Fett)!

MÖHREN-OVERNIGHT-OATS

Für 2 Personen | Zubereitung: 15 Minuten | Quellen: 8 Stunden (über Nacht)

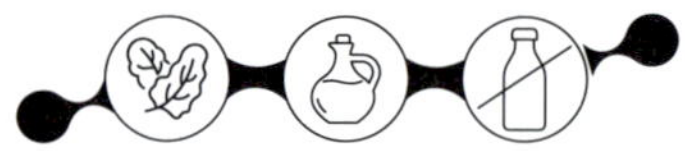

2 EL Kürbiskerne
80 g zarte Haferflocken
2 EL geschrotete Leinsamen
2 Möhren (ca. 120 g)
10 g Ingwer
½ TL Zimtpulver
¼ TL gemahlene Vanille
2 Msp. frisch geriebene Muskatnuss
2 TL Ahornsirup
¼ l ungesüßter Haferdrink
150 g veganer Kokosjoghurt
1 EL Granatapfelkerne

Pro Portion: ca. 425 kcal,
12 g EW, 19 g F, 45 g KH, 11 g BST

- Am Vorabend die Kürbiskerne in einer Pfanne ohne Fett hell rösten, etwas abkühlen lassen und dann grob hacken.

- Haferflocken und Leinsamen in einer Schüssel mischen. Möhren putzen, schälen und fein raspeln. Ingwer schälen und fein reiben. Möhren und Ingwer mit Zimtpulver, Vanille und Muskatnuss zu dem Haferflocken-Mix in die Schüssel geben.

- Etwa zwei Drittel der Kürbiskerne und den Ahornsirup hinzufügen. Den Haferdrink so lange unterrühren, bis alles gut gemischt ist. Die Flocken-Mischung im Kühlschrank abgedeckt mind. 8 Stunden, am besten über Nacht, quellen lassen.

- Am nächsten Tag die Oats auf Schalen verteilen und je die Hälfte des Joghurts daraufgeben. Zum Servieren mit Granatapfelkernen und restlichen Kürbiskernen bestreuen.

VERTRÄGLICHKEITS-CHECK

Obwohl Granatäpfel wenig Histamin enthalten, sollten Sie in kleinen Mengen testen, ob der Verzehr der Kerne bei Ihnen Beschwerden verursacht. Frische Granatapfelkerne sind besser verträglich als bereits ausgelöste, die man etwa im Supermarkt in der Kühltheke kaufen kann. Falls Sie die Kerne nicht gut vertragen, können Sie stattdessen Heidelbeeren verwenden.

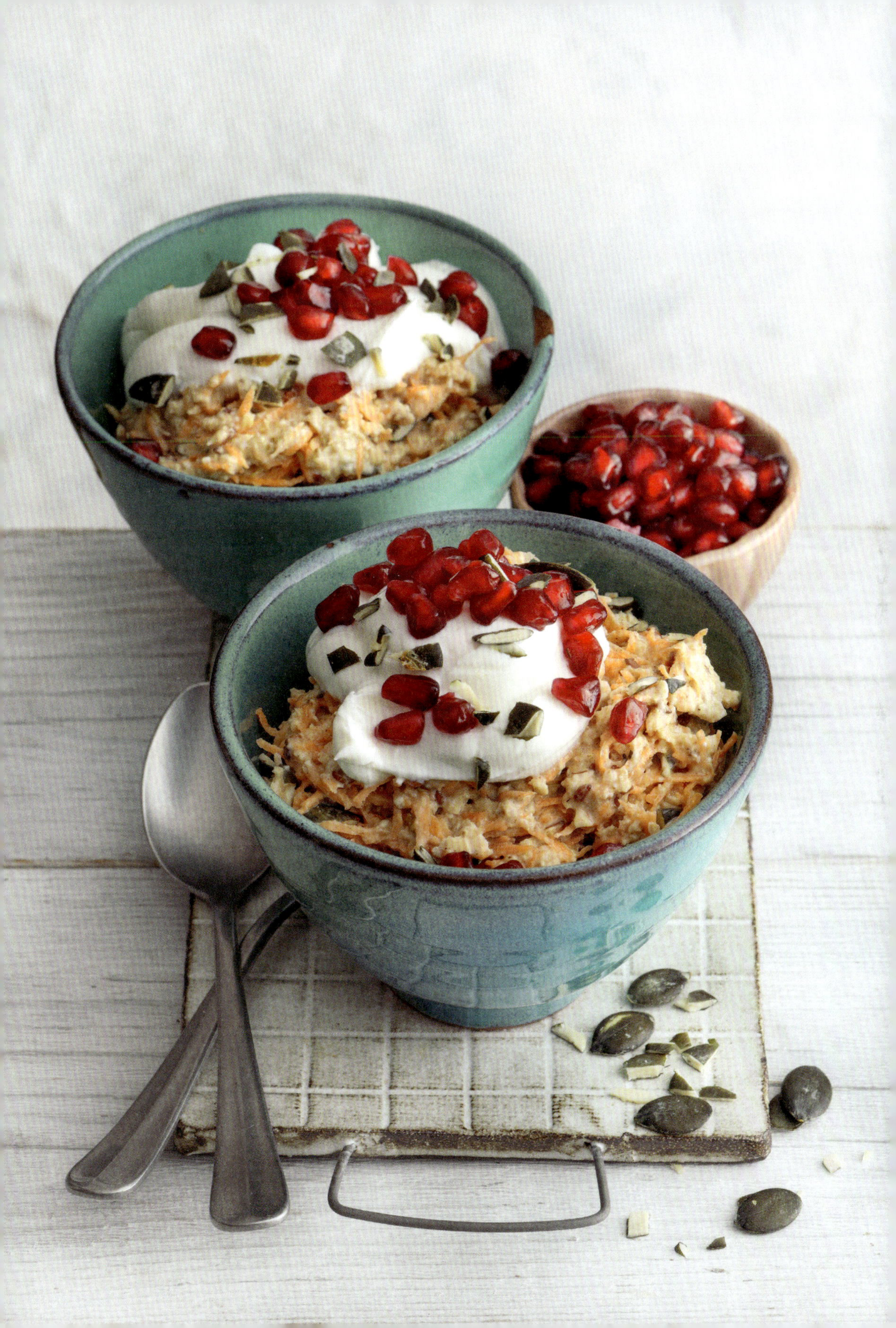

HIRSEBREI MIT SOMMERFRÜCHTEN

Für 2 Personen | Zubereitung: 25 Minuten

100 g Hirse
½ l ungesüßter Mandeldrink
Salz
1 EL Macadamianusskerne (ungesalzen)
3 Aprikosen (ca. 120 g)
100 g Brombeeren
50 g Rote Johannisbeeren
¼ TL gemahlene Vanille
¼ TL Zimtpulver
2 TL Ahornsirup

Pro Portion: ca. 370 kcal,
9 g EW, 13 g F, 48 g KH, 7 g BST

- Die Hirse in einem Sieb abbrausen und in einem Topf mit Mandeldrink und 1 Prise Salz einmal kurz aufkochen. Die Hitze reduzieren und die Hirse mit geschlossenem Deckel bei schwacher Hitze in etwa 20 Minuten zu einem Brei köcheln lassen, dabei ab und zu umrühren.

- Währenddessen die Macadamianüsse in einer Pfanne ohne Fett hell rösten, vom Herd nehmen und etwas abkühlen lassen, dann grob hacken.

- Die Aprikosen waschen, halbieren und entkernen. Die Aprikosenhälften in Spalten schneiden. Die Beeren verlesen, waschen und trocken tupfen, größere Brombeeren halbieren, die Johannisbeeren von den Rispen streifen.

- Den Hirsebrei mit Vanille, Zimtpulver und Ahornsirup abschmecken und auf Schalen verteilen. Aprikosen und Beeren darauf anrichten und alles mit den gehackten Nüssen bestreuen.

GUT ZU WISSEN

Hirse ist nicht nur glutenfrei und leicht verdaulich – als heimisches Superfood kann sie auch mit einer ordentlichen Portion an Mineralstoffen auftrumpfen: Eisen für die Blutbildung, Magnesium für die Nerven- und Muskelfunktion sowie Silizium zur Stärkung von Haaren, Haut, Nägeln und Bindegewebe. Mit ihren Ballaststoffen macht Hirse außerdem lange satt und hält den Darm fit.

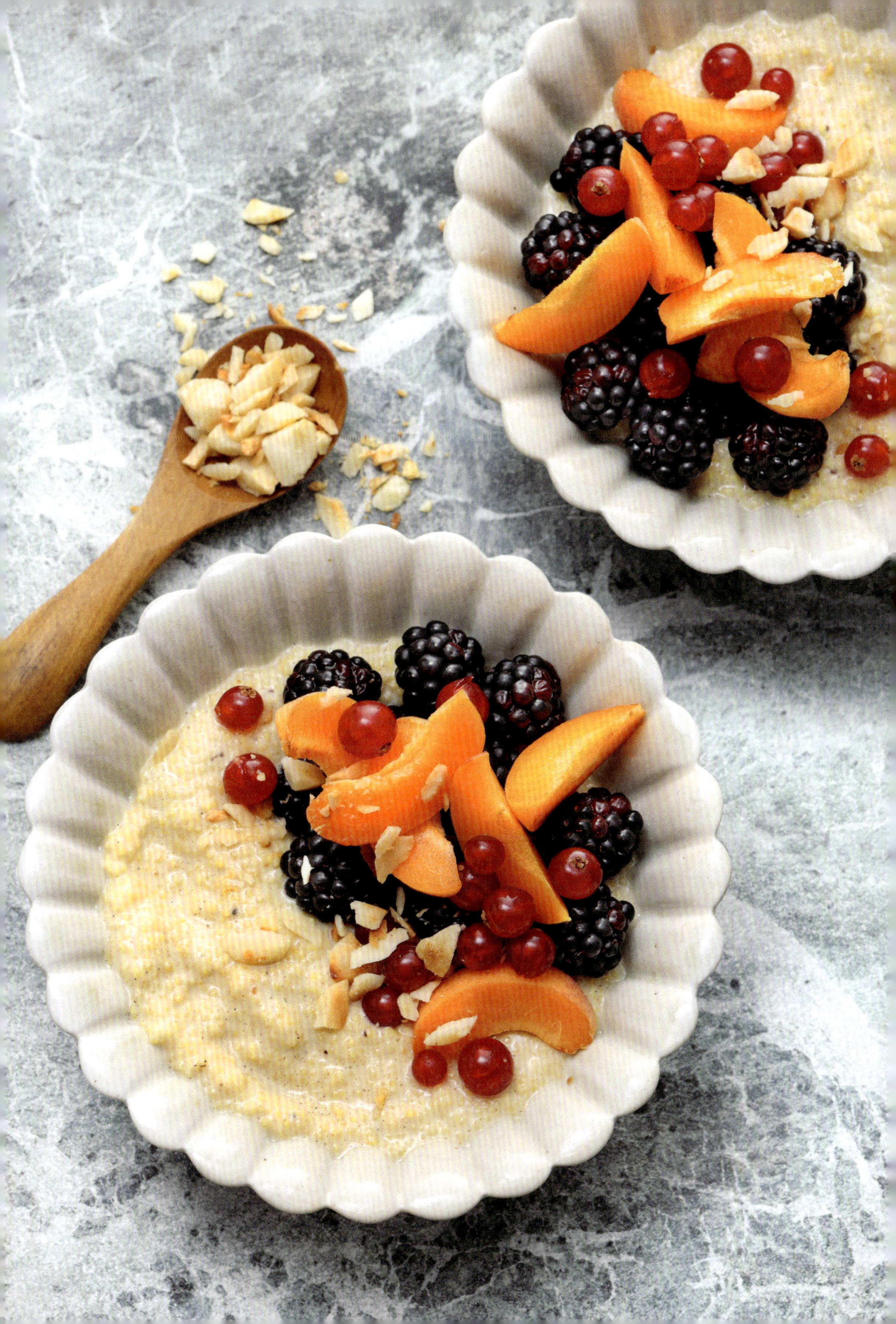

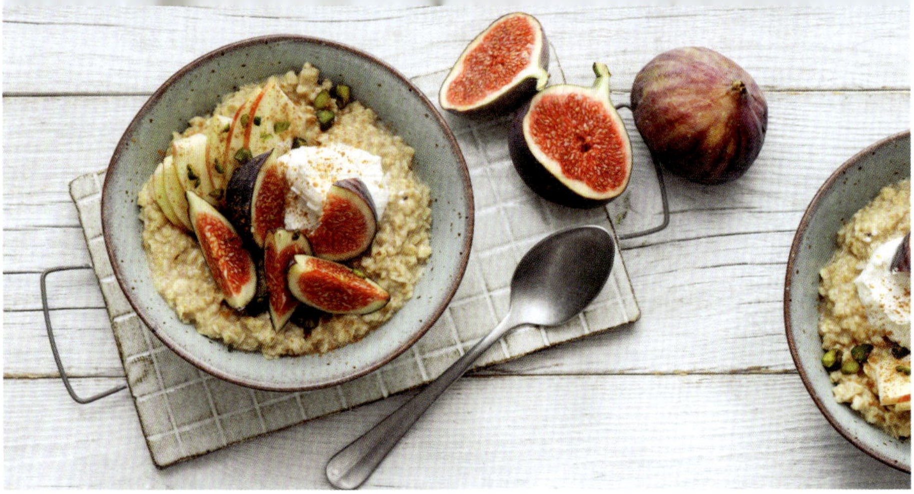

ZIMT-PORRIDGE MIT FEIGEN

Für 2 Personen | Zubereitung: 25 Minuten

¼ l ungesüßter Mandeldrink
150 ml naturtrüber Apfelsaft
80 g zarte Haferflocken
Salz
2 Feigen (à ca. 60 g)
1 kleiner Apfel (z. B. Elstar)
2 EL Pistazienkerne (ungesalzen)
2 TL flüssiger Honig
½ TL Zimtpulver
2 EL Ricotta (45 % Fett i. Tr.)

Pro Portion: ca. 450 kcal,
12 g EW, 16 g F, 59 g KH, 8 g BST

- Mandeldrink und Apfelsaft mit den Haferflocken und 1 Prise Salz in einem Topf aufkochen, danach offen bei schwacher Hitze 5 bis 6 Minuten köcheln und quellen lassen, dabei ab und zu umrühren.

- Währenddessen die Feigen putzen, waschen und in Spalten schneiden. Den Apfel waschen, vierteln und entkernen, die Apfelviertel quer in dünne Scheiben schneiden. Die Pistazien grob hacken.

- Den Porridge mit Honig und ¼ TL Zimtpulver verrühren und auf Schalen verteilen. Je 1 EL Ricotta daraufgeben und mit den Feigen- und Apfelstücken garnieren. Mit den gehackten Pistazien bestreuen und mit dem restlichen Zimt bestäuben.

VERTRÄGLICHKEITS-CHECK

Pistazien gehören zu den Kernen, die bei einem Histaminüberschuss in der Regel unproblematisch sind. Bitte individuell testen! Wer empfindlich auf Pistazien reagiert, kann alternativ Kürbiskerne verwenden. Diese liefern ebenso wie Pistazien wertvolle ungesättigte Fettsäuren und pflanzliches Protein.

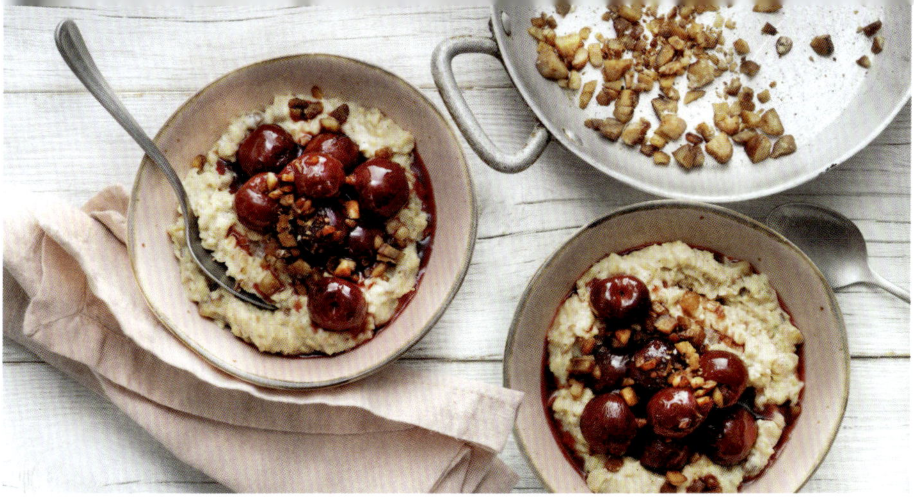

MARONEN-PORRIDGE MIT KIRSCHEN

Für 2 Personen | Zubereitung: 20 Minuten

100 g geschälte Maronen
(vorgegart und vakuumiert)
60 g zarte Haferflocken
½ l ungesüßter Mandeldrink
¼ TL gemahlene Vanille
Salz
200 g tiefgekühlte Sauerkirschen
1 EL Ahornsirup
1 TL Rapsöl

Pro Portion: ca. 350 kcal,
8 g EW, 8 g F, 53 g KH, 9 g BST

- Von den Maronen 50 g beiseitelegen. Die übrigen Maronen fein hacken und mit Haferflocken, Mandeldrink, Vanille sowie 1 Prise Salz in einen Topf geben und einmal kurz aufkochen.

- Den Porridge dann offen bei schwacher Hitze 5 bis 6 Minuten köcheln lassen, dabei ab und zu umrühren. Anschließend mit geschlossenem Deckel auf der ausgeschalteten Herdplatte noch etwa 5 Minuten quellen lassen.

- Inzwischen die gefrorenen Kirschen mit 2 EL Wasser in einen Topf geben und bei mittlerer Hitze in 2 bis 3 Minuten vollständig auftauen lassen. Vom Herd nehmen und den Ahornsirup unterrühren.

- Die beiseitegelegten Maronen grob hacken und in einer Pfanne im Öl in 3 bis 4 Minuten hell rösten. Vom Herd nehmen und etwas abkühlen lassen.

- Den Porridge auf Schalen verteilen und die Kirschen samt Dünstsud daraufgeben. Mit den gerösteten Maronen bestreuen.

GRANOLA-KNUSPERMÜSLI

Für 500 g (10 Portionen) | Zubereitung: 10 Minuten | Backen: 25 Minuten

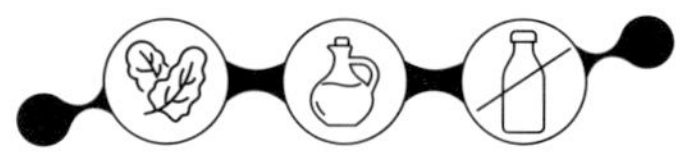

20 g natives Kokosöl
2 EL Ahornsirup
½ TL Zimtpulver
2 Msp. gemahlener Kardamom
Salz
120 g kernige Haferflocken
120 g Hirseflocken
120 g zarte Dinkelflocken
60 g ganze Leinsamen
60 g Kürbiskerne

Pro Portion (ca. 50 g): ca. 220 kcal,
8 g EW, 9 g F, 26 g KH, 5 g BST

- Den Backofen auf 140 °C vorheizen. Ein Backblech mit Backpapier belegen. Das Kokosöl und den Ahornsirup in einem Topf unter Rühren leicht erwärmen, bis das Öl geschmolzen ist. Vom Herd nehmen, das Zimt- und Kardamompulver sowie 1 Prise Salz unterrühren.

- Die Hafer-, Hirse- und Dinkelflocken mit den Leinsamen und Kürbiskernen in einer Rührschüssel mischen. Den Sirup-Öl-Mix hinzufügen und alles gut mischen.

- Die Flocken-Mischung auf dem Blech gleichmäßig verteilen und im Ofen auf der mittleren Schiene etwa 25 Minuten backen, bis sie leicht gebräunt ist. Dabei die Mischung ein- bis zweimal wenden.

- Das Granola aus dem Ofen nehmen und auf dem Blech auf einem Kuchengitter vollständig auskühlen lassen. Zum Aufbewahren in ein luftdicht verschließbares Vorratsgefäß geben – dann ist das Granola 5 bis 6 Wochen haltbar.

ZUM SERVIEREN

Pro Person 1 Portion Granola (50 g) mit 150 g ungesüßtem Kokos- oder Mandeldrink, Quark oder Hüttenkäse in eine Schüssel geben. Je nach Saison und Geschmack mit histaminarmen Obstsorten wie Apfel, Brom- oder Heidelbeeren, Pfirsich oder Melone anrichten.

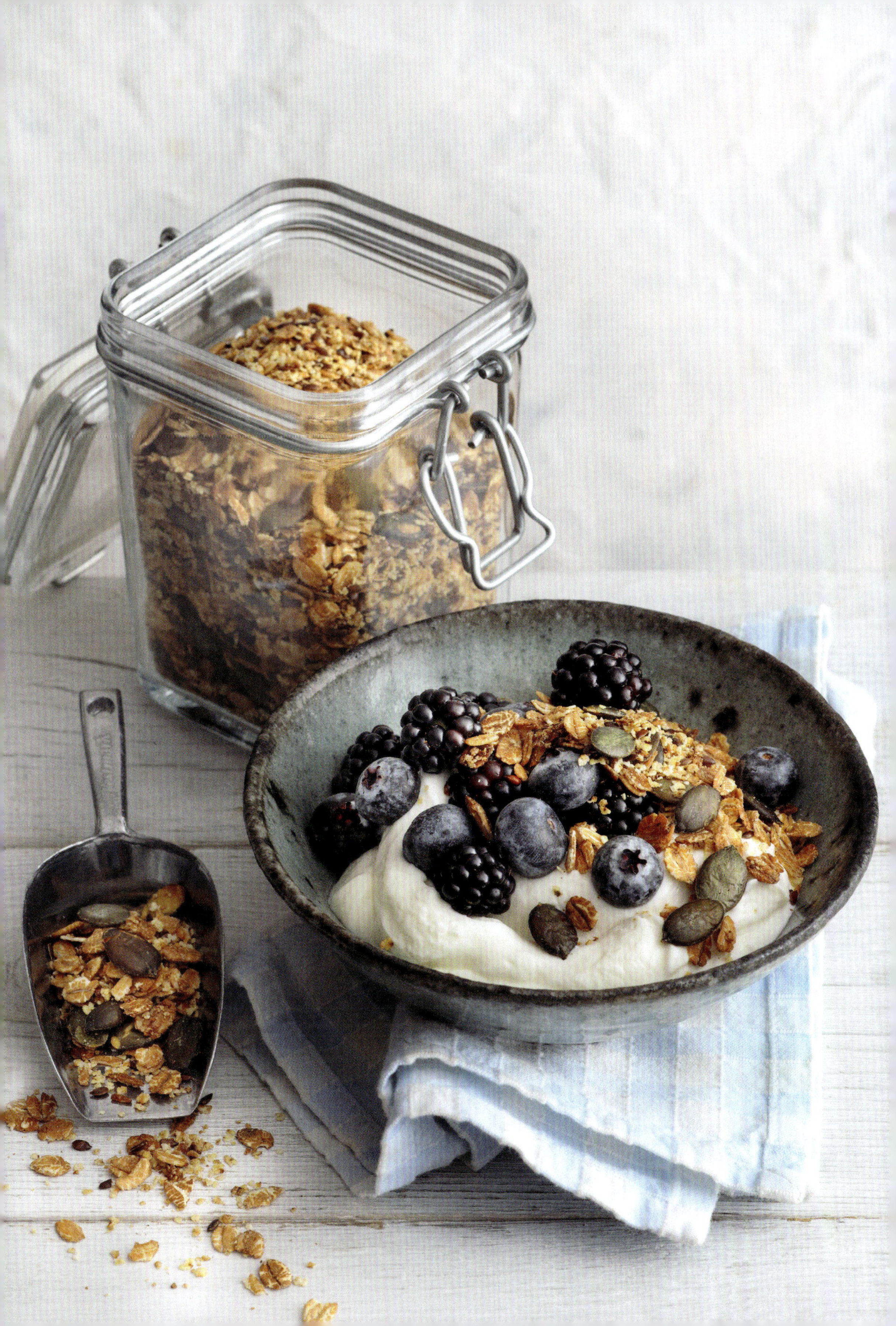

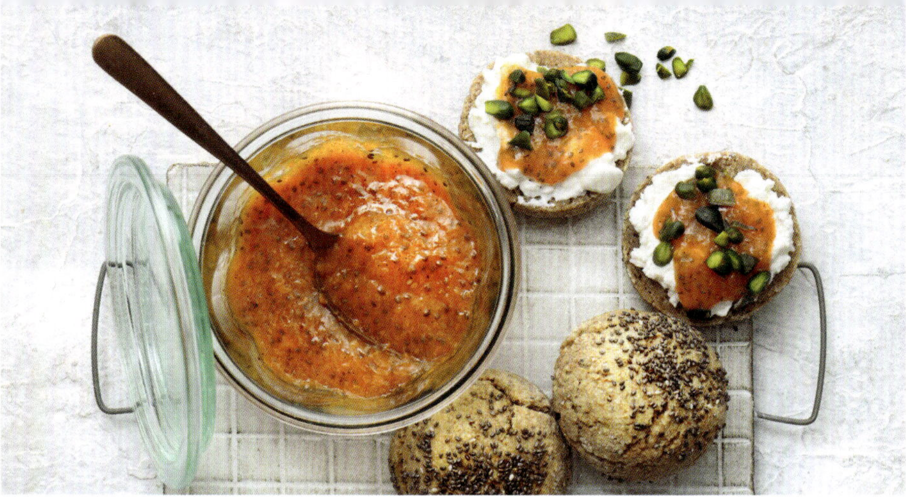

APRIKOSEN-CHIA-AUFSTRICH

Für 1 Glas (ca. ¼ l) | Zubereitung: 10 Minuten | Quellen: 8 Stunden (über Nacht)

200 g Aprikosen
3 EL Agavendicksaft
3 TL Chiasamen (12 g)
2 EL Verjus (Saft aus unreifen Trauben)
½ TL gemahlene Vanille

Pro Portion (1 EL; ca. 20 g): ca. 40 kcal, 1 g EW, 1 g F, 7 g KH, 1 g BST

- Am Vortag die Aprikosen waschen, halbieren und entsteinen, die Aprikosenhälften in grobe Stücke schneiden. Mit dem Agavendicksaft, Chiasamen und Verjus in einen hohen Rührbecher geben und alles mit dem Stabmixer fein pürieren.

- Die Vanille hinzufügen und ebenfalls kurz untermixen. Den Aufstrich in ein sauberes, heiß ausgespültes Glas füllen und gut verschließen.

- Dann im Kühlschrank etwa 8 Stunden, am besten über Nacht, quellen lassen. Am nächsten Tag ist der Aufstrich fertig; gekühlt hält er sich 3 bis 4 Tage.

ZUM SERVIEREN

Pro Person 1 Kartoffel-Vollkorn-Brötchen (siehe Seite 54; oder ein anderes histaminarmes Vollkornbrötchen) halbieren und jeweils mit 1 EL körnigem Frischkäse (Hüttenkäse) sowie etwas Aprikosen-Chia-Aufstrich bestreichen.

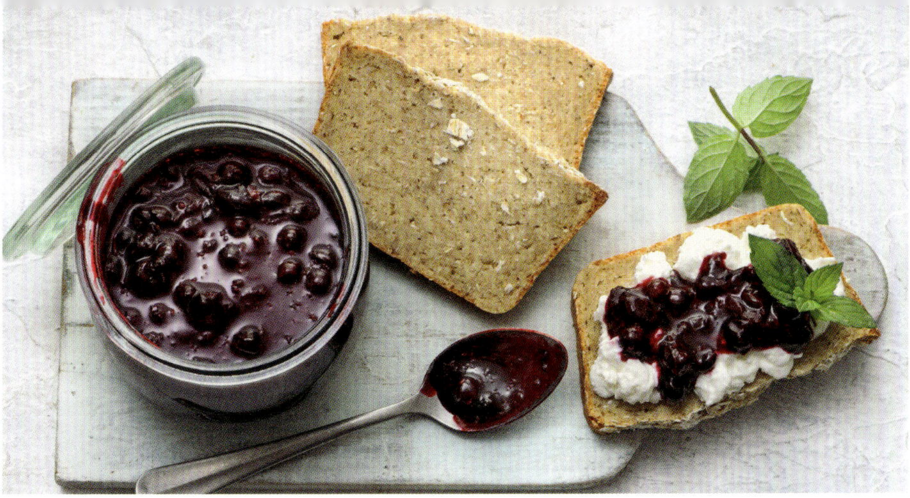

SCHWARZE JOHANNISBEERKONFITÜRE

Für 2 Gläser (à ca. 200 ml) | Zubereitung: 25 Minuten | Abkühlen: 1 Stunde

400 g Schwarze Johannisbeeren
50 ml naturtrüber Apfelsaft
60 ml Ahornsirup
1 EL Verjus (Saft aus unreifen Trauben)
½ TL Agar-Agar-Pulver

Pro Portion (1 EL; ca. 20 g): ca. 15 kcal,
0 g EW, 0 g F, 2 g KH, 1 g BST

- Die Johannisbeeren verlesen, waschen und trocken tupfen, die Beeren von den Rispen streifen. Die Beeren mit Apfelsaft, Ahornsirup und Verjus in einem Topf langsam aufkochen. Dann offen bei mittlerer Hitze etwa 5 Minuten köcheln lassen, dabei ab und zu umrühren.

- Anschließend das Agar-Agar-Pulver mit 2 EL Wasser verrühren und unter die Beerenmasse rühren. Offen bei schwacher Hitze 2 bis 3 Minuten weiterköcheln lassen.

- Die Beerenmasse in saubere, heiß ausgespülte Twist-Off-Gläser füllen und fest verschließen. Die Gläser etwa 10 Minuten auf den Kopf stellen, dann wieder umdrehen und die Konfitüre vollständig auskühlen lassen. Gekühlt hält sich die Johannisbeerkonfitüre etwa 1 Jahr.

ZUM SERVIEREN

Pro Person 1 EL Konfitüre mit 1 EL Ricotta, Quark oder Hüttenkäse auf 1 Scheibe Dinkel-Teff-Brot (siehe Seite 50; oder ein anderes histaminarmes Dinkelvollkornbrot) streichen und nach Belieben mit Minzeblättern garnieren.

ZUCCHINI-PAPRIKA-RÜHREI MIT MOZZARELLA

Für 2 Personen | Zubereitung: 25 Minuten

1 kleine Zucchini (ca. 150 g)
1 rote Spitzpaprikaschote
3 Frühlingszwiebeln
3 Eier (Größe M)
3 EL Mineralwasser (ohne Kohlensäure)
Salz, Pfeffer
½ TL getr. Thymian
60 g Mozzarella
1 EL Olivenöl
2 Scheiben Dinkel-Teff-Brot
(à 50 g; siehe Seite 50; oder ein anderes histaminarmes Dinkel-Vollkornbrot)

Pro Portion: ca. 450 kcal,
24 g EW, 27 g F, 26 g KH, 6 g BST

- Die Zucchini putzen, waschen und in etwa ½ cm kleine Würfel schneiden. Die Paprikaschote längs halbieren, putzen, waschen und klein würfeln. Die Frühlingszwiebeln putzen und waschen, die weißen und hellgrünen Teile separat in feine Ringe schneiden.

- In einer Schüssel die Eier mit dem Mineralwasser, Salz, Pfeffer und Thymian gut verquirlen. Den Mozzarella auf der Gemüsereibe grob raspeln.

- Das Öl in einer beschichteten Pfanne erhitzen und Zucchini- und Paprikawürfel sowie die weißen Frühlingszwiebelringe darin bei mittlerer Hitze 2 bis 3 Minuten andünsten, leicht salzen und pfeffern.

- Die Eiermasse gleichmäßig über das Gemüse verteilen und alles bei schwacher Hitze 3 bis 4 Minuten stocken lassen, dabei das Rührei in der Pfanne ab und zu mit einem Holzspatel von außen nach innen zusammenschieben.

- Das Rührei auf Tellern anrichten und mit den grünen Frühlingszwiebelringen und dem Mozzarella bestreuen. Je 1 Scheibe Brot dazu servieren.

IDEE ZUM TESTEN

Wer es gern würziger mag, kann das Rührei statt mit Mozzarella mit gehobeltem Parmesan oder Grana padano bestreuen. Da diese Käsesorten länger gereift sind, enthalten sie allerdings Histamin. Daher unbedingt vorher testen, ob Sie den Käse vertragen!

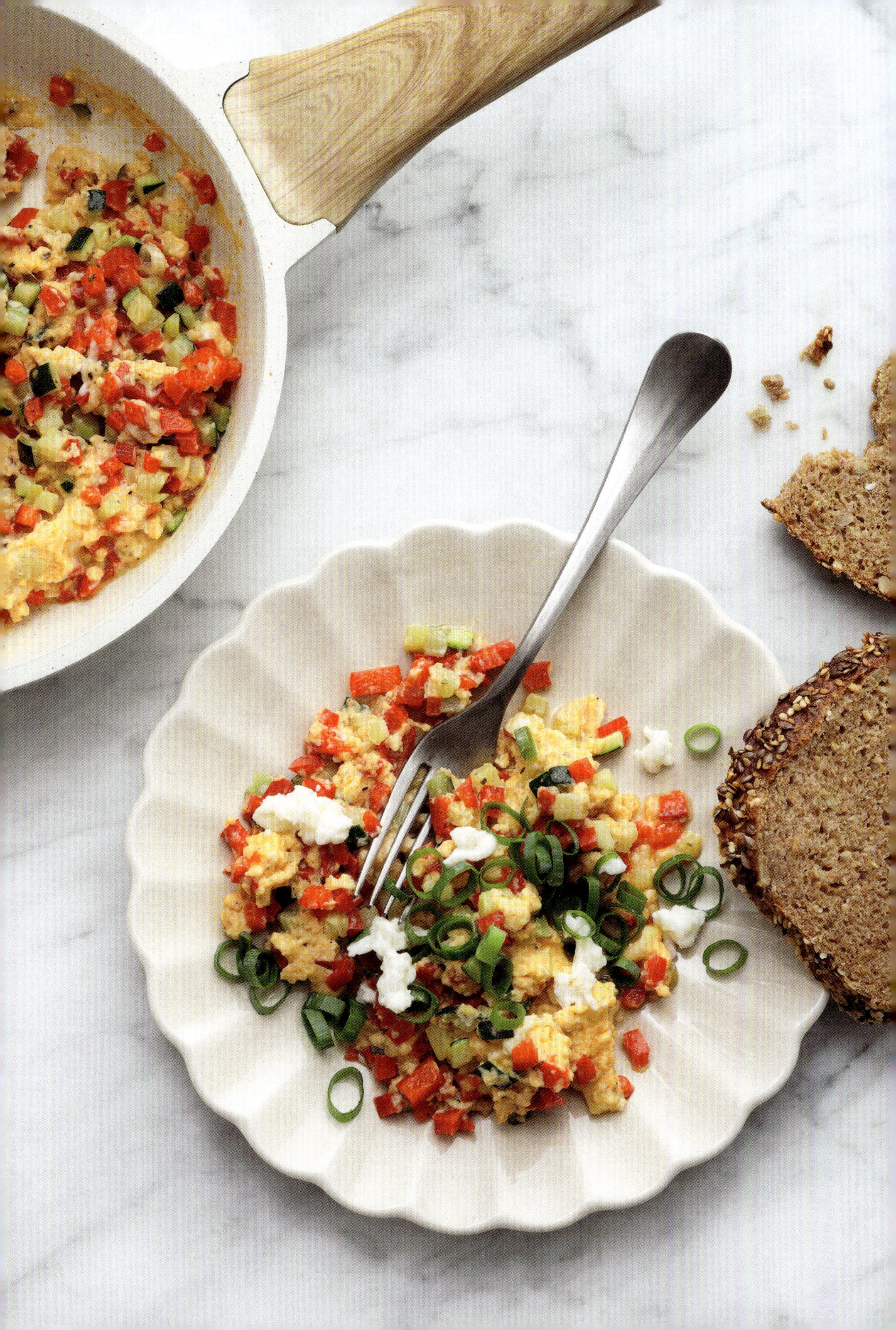

KRÄUTEROMELETT MIT GURKE UND ZWEIERLEI KÄSE

Für 2 Personen | Zubereitung: 25 Minuten

40 g gemischte Kräuter
(z. B. Dill, Kerbel, Petersilie, Schnittlauch)
4 Eier (Größe M)
3 EL ungesüßter Haferdrink
2 TL Vollkorndinkelmehl
Salz, Pfeffer
20 g Butterkäse (am Stück)
1 Mini-Salatgurke
2 TL Butter
150 g körniger Frischkäse (Hüttenkäse)
2 Scheiben Dinkel-Teff-Brot
(à 50 g; siehe Seite 50; oder ein anderes histaminarmes Dinkelvollkornbrot)

Pro Portion: ca. 500 kcal,
34 g EW, 27 g F, 28 g KH, 5 g BST

- Kräuter waschen, trocken tupfen, die Blätter abzupfen und fein hacken, den Schnittlauch in feine Röllchen schneiden. Zwei Drittel der Kräuter mit Eiern, Haferdrink und Mehl in einer Schüssel gründlich verquirlen, die Eiermasse mit Salz und Pfeffer würzen.

- Den Backofen auf 80 °C vorheizen. Den Butterkäse auf der Gemüsereibe grob raspeln. Die Gurke putzen, waschen und in dünne Scheiben schneiden.

- In einer kleinen beschichteten Pfanne 1 TL Butter zerlassen, die Hälfte der Eiermasse darin gleichmäßig verteilen und bei mittlerer Hitze etwa 4 Minuten stocken lassen. Das Omelett wenden und weitere 2 bis 3 Minuten backen. Herausnehmen und auf einem Teller im Ofen warm halten. Mit der übrigen Butter und der restlichen Eiermasse ein zweites Omelett backen.

- Die Omeletts auf Tellern anrichten und den Hüttenkäse jeweils auf einer Hälfte verteilen, mit Gurke belegen, leicht salzen und pfeffern. Die Omeletts zur Hälfte umklappen, mit dem geraspelten Käse und den übrigen Kräutern bestreuen. Jeweils 1 Scheibe Brot dazu servieren.

GUT ZU WISSEN

Haferdrink gilt als histaminarm, allerdings kommt es auf die Marke und die individuelle Verträglichkeit an. Einige Produkte können Zusätze enthalten, am besten testen Sie die Verträglichkeit! Wer empfindlich reagiert, kann alternativ ungesüßten Mandel- oder Reisdrink verwenden.

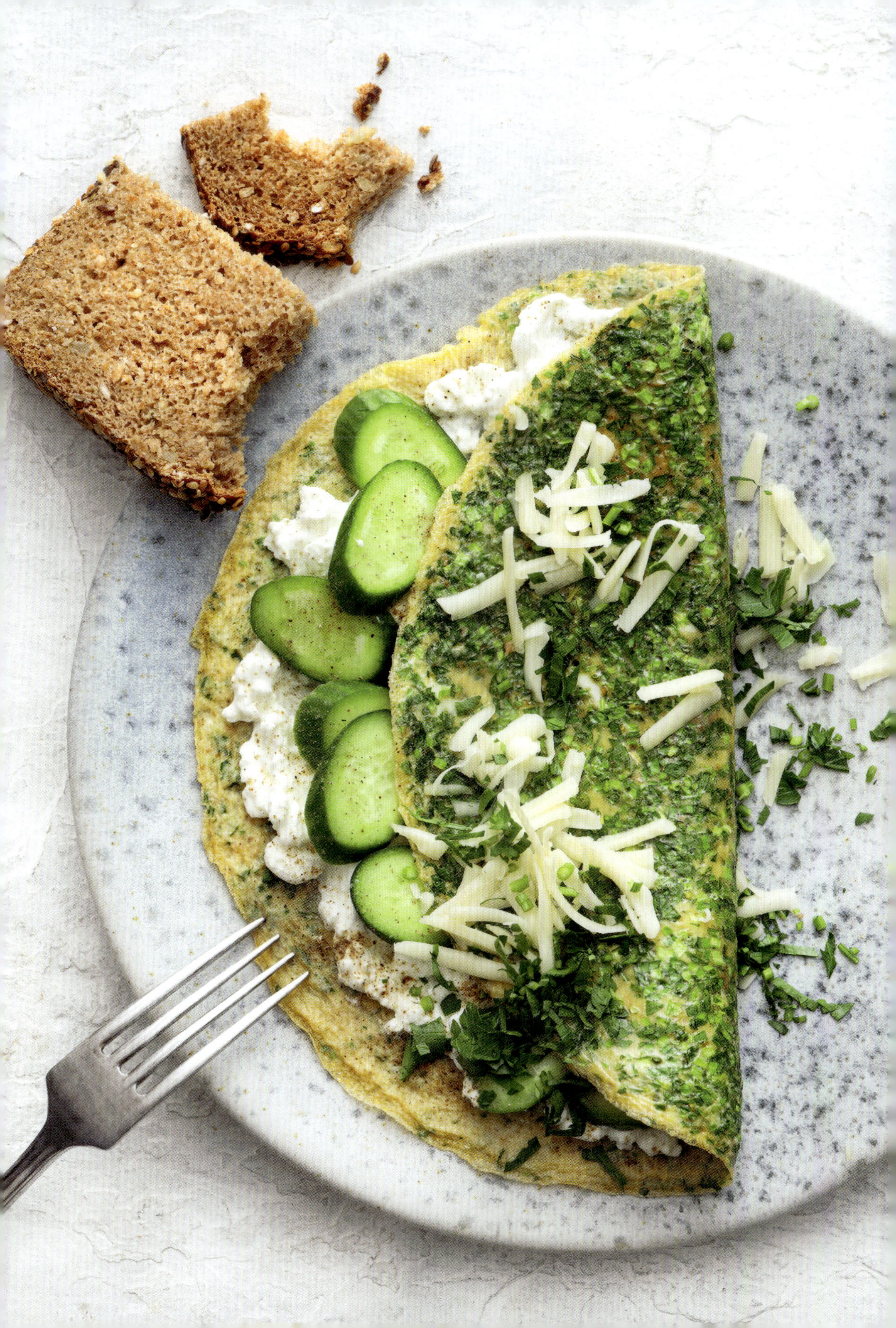

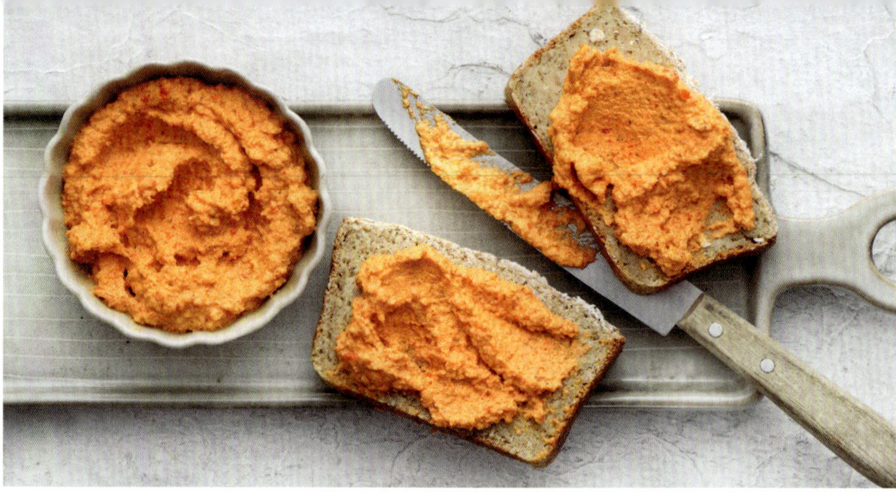

PAPRIKA-MACADAMIA-AUFSTRICH

Für 4 Portionen | Zubereitung: 30 Minuten | Quellen: 30 Minuten

50 g Macadamianusskerne (ungesalzen)
1 große rote Paprikaschote
1 Schalotte
1 Knoblauchzehe
2 EL Olivenöl
¼ TL edelsüßes Paprikapulver
Salz, Pfeffer

Pro Portion: ca. 160 kcal,
2 g EW, 16 g F, 2 g KH, 3 g BST

- Macadamianüsse in einer Schüssel mit kochend heißem Wasser übergießen und abgedeckt etwa 30 Minuten einweichen.

- Währenddessen den Backofengrill vorheizen und ein Backblech mit Backpapier belegen. Die Paprika halbieren, putzen, waschen und trocken tupfen. Die Paprikahälften jeweils mit der Öffnung nach unten auf das Blech setzen und unter dem Backofengrill auf der obersten Schiene 10 bis 12 Minuten garen, bis die Haut dunkel ist und Blasen wirft.

- Inzwischen Schalotte und Knoblauch schälen, fein würfeln und in einer kleinen Pfanne in 1 EL Öl 2 bis 3 Minuten dünsten. Vom Herd nehmen und abkühlen lassen. Paprika aus dem Ofen nehmen, mit einem feuchten Tuch bedeckt etwa 5 Minuten abkühlen lassen, dann häuten und grob in Stücke schneiden.

- Die Nüsse in ein Sieb abgießen und abtropfen lassen. Mit Paprikastücken, Schalotten-Mix, dem übrigen Öl (1 EL) und dem Paprikapulver in einen hohen Rührbecher geben und mit dem Stabmixer pürieren. Salzen und pfeffern, falls nötig, noch 1 bis 2 EL Wasser untermixen. Der Aufstrich hält sich im Kühlschrank etwa 5 Tage.

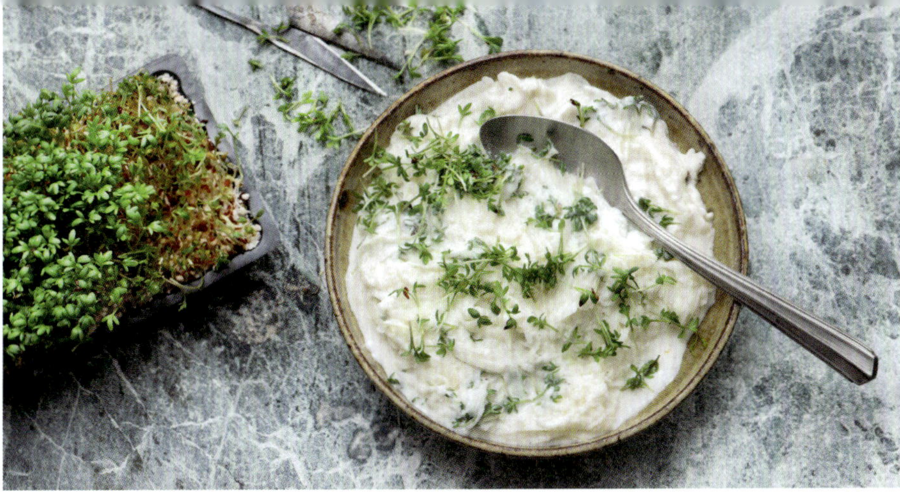

KOHLRABI-MEERRETTICH-CREME

Für 2 Personen | Zubereitung: 15 Minuten

200 g Kohlrabi
Salz, Pfeffer
15 g Meerrettich
2 TL Verjus (Saft aus unreifen Trauben)
250 g Magerquark
2 EL Sahne
1 Beet Gartenkresse

Pro Portion: ca. 180 kcal,
17 g EW, 7 g F, 8 g KH, 2 g BST

- Den Kohlrabi putzen, schälen und auf der Gemüsereibe grob raspeln, mit Salz und Pfeffer würzen. Meerrettich schälen, fein reiben und mit dem Verjus beträufeln.

- Den Quark mit der Sahne cremig verrühren und den Meerrettich-Verjus-Mix untermischen. Kresse vom Beet schneiden, waschen und trocken tupfen. Etwa zwei Drittel der Kresse mit den Kohlrabiraspeln unter die Quarkcreme ziehen und die Creme nochmals mit Salz und Pfeffer herzhaft abschmecken.

- Die Creme in einer Schüssel anrichten und mit der übrigen Kresse garnieren. Sie hält sich gut verschlossen im Kühlschrank 2 bis 3 Tage.

VERTRÄGLICHKEITS-CHECK

Kohlrabi ist leicht verdaulich und wird in der Regel auch bei einem Histaminüberschuss gut vertragen. Doch es gibt Ausnahmen, daher bitte vorsichtig auszutesten. Wer empfindlich auf Kohlrabi reagiert, kann den Aufstrich stattdessen mit der gleichen Menge geraspelter Möhren zubereiten. Die sind 100 Prozent histaminfrei!

BLATTSALAT MIT GEBACKENEM MANOURI

Für 2 Personen | Zubereitung: 25 Minuten

150 g gemischte Blattsalate
(z. B. Eichblattsalat, Lollo rosso, Rucola)
1 rote Spitzpaprikaschote
4 EL ungesüßter Sauerkirschsaft
Salz, Pfeffer
1 TL flüssiger Honig
2 EL Olivenöl
¼ Bund Schnittlauch
1 EL Dinkelmehl (Type 1050)
2 EL Vollkorn-Paniermehl
1 Ei (Größe M)
100 g Manouri (48 % Fett i. Tr.;
ersatzweise Ziegenfrischkäse)
1 EL Rapsöl

Pro Portion: ca. 530 kcal,
11 g EW, 46 g F, 17 g KH, 3 g BST

- Salate verlesen, waschen und trocken schütteln. Die Blätter eventuell kleiner zupfen. Spitzpaprika längs halbieren, putzen, waschen und in etwa 1 cm große Würfel schneiden.

- Für das Dressing den Kirschsaft, Salz, Pfeffer und Honig verrühren und zuletzt das Olivenöl unterschlagen. Den Schnittlauch waschen, trocken tupfen, in feine Röllchen schneiden und ebenfalls unter das Dressing rühren.

- Mehl und Semmelbrösel jeweils in tiefe Teller geben. Das Ei in einem weiteren tiefen Teller verquirlen. Den Käse in 8 gleich große Stücke schneiden. Zuerst im Mehl wenden, danach durch das verquirlte Ei ziehen und zuletzt in den Semmelbröseln wenden.

- Das Rapsöl in einer beschichteten Pfanne erhitzen und die panierten Käsestücke darin auf beiden Seite in etwa 2 Minuten goldbraun braten. Herausnehmen und auf Küchenpapier abtropfen lassen.

- In einer Schüssel Salat und Paprikawürfel locker mit dem Dressing mischen. Mit den gebackenen Käsestücken auf Tellern anrichten.

GUT ZU WISSEN

Manouri ist eine halbfeste, cremige Frischkäsesorte aus Griechenland und wird aus Ziegen- und/oder Schafsmilch hergestellt. Er ist milder und histaminärmer als der klassische Feta und daher besser verträglich. Falls Sie keinen Manouri bekommen, können Sie stattdessen Ziegenkäserolle nehmen.

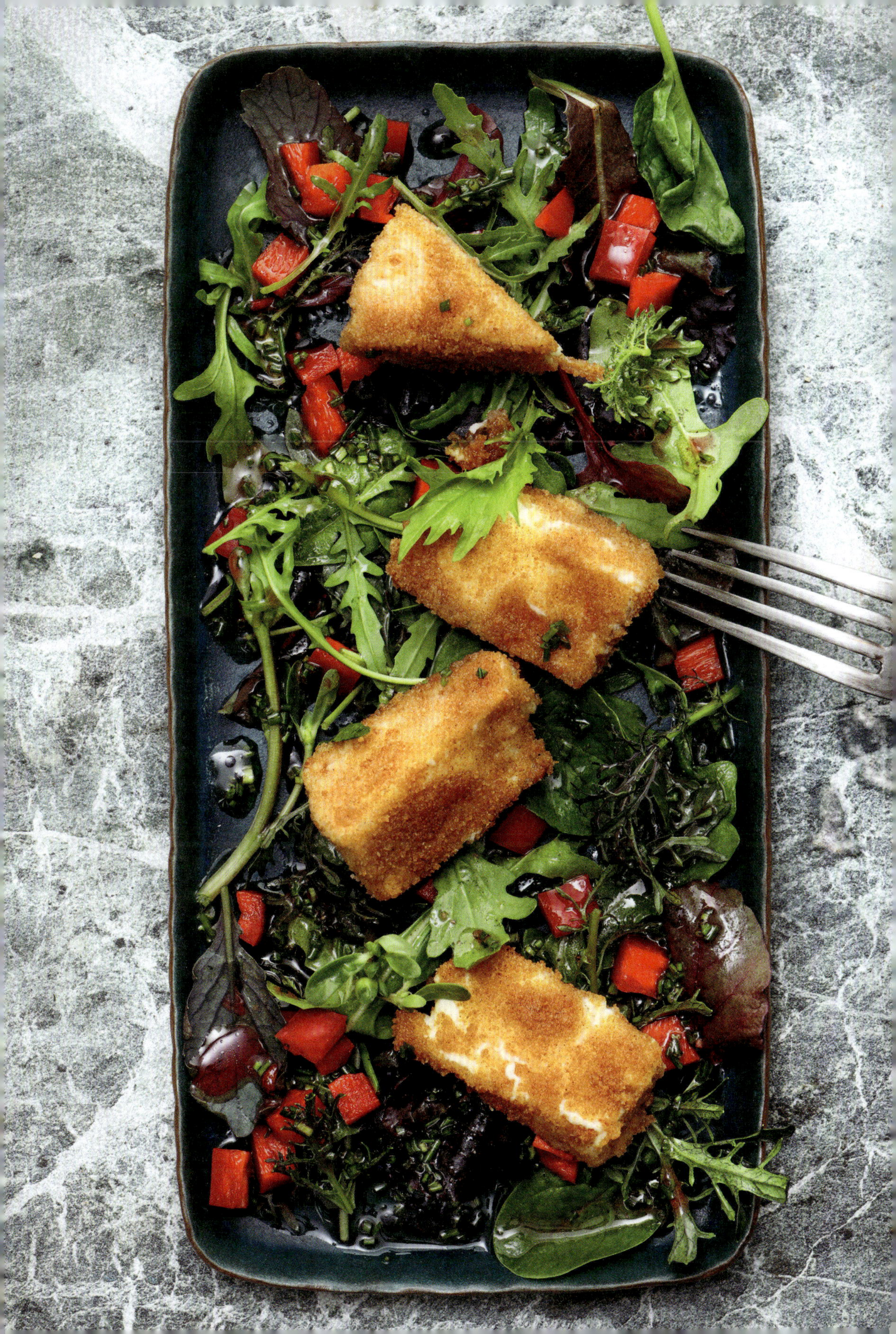

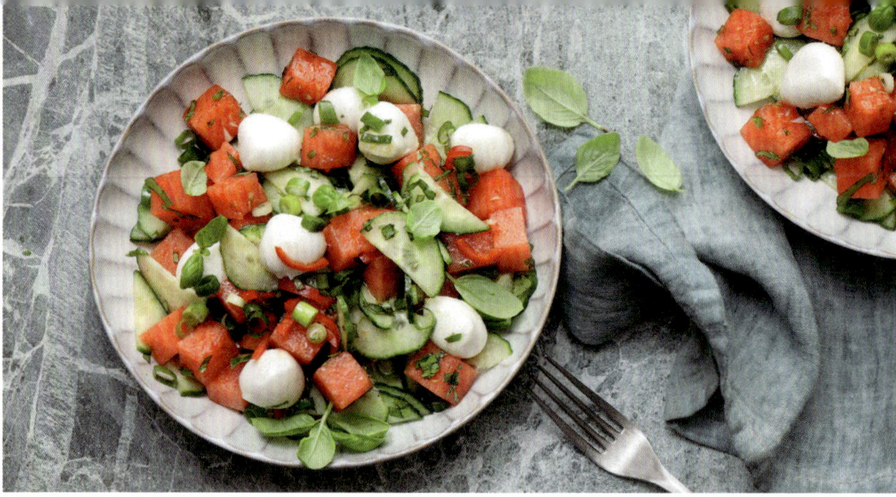

GURKEN-MELONEN-SALAT MIT MOZZARELLA

Für 2 Personen | Zubereitung: 20 Minuten

1 Salatgurke (ca. 300 g)
500 g Wassermelone
2 Frühlingszwiebeln
½ rote Pfefferschote (Peperoni)
6 Stiele Basilikum
150 g Mini-Mozzarellakugeln
3 EL ungesüßter Cranberrysaft
Salz, Pfeffer
2 EL Olivenöl

Pro Portion: ca. 390 kcal,
15 g EW, 28 g F, 17 g KH, 3 g BST

- Die Gurke putzen und waschen, zuerst quer, dann längs halbieren. Die Gurkenhälften in etwa 2 mm dicke Scheiben hobeln oder schneiden. Die Melone schälen, entkernen und in mundgerechte Stücke schneiden. Die Frühlingszwiebeln putzen, waschen und in dünne Ringe schneiden. Die Pfefferschote längs halbieren, putzen, waschen und in Streifen schneiden. Das Basilikum waschen, trocken tupfen und die Blätter abzupfen. Einige Blätter zum Garnieren beiseitelegen, die restlichen in Streifen schneiden. Mozzarella abtropfen lassen, größere Kugeln halbieren.

- Für das Dressing in einer Salatschüssel den Cranberrysaft mit Salz, Pfeffer und Öl verrühren. Gurke, Melone, Frühlingszwiebeln, Peperoni, Basilikum und Mozzarella vorsichtig unter das Dressing mischen.

- Den Salat nochmals mit Salz und Pfeffer abschmecken und auf Tellern anrichten. Mit den beiseitegelegten Basilikumblättern garnieren.

VERTRÄGLICHKEITS-CHECK

Pfefferschoten sind zwar milder als Chili, wer sie dennoch nicht verträgt, kann den Salat auch mit einer roten Snack-Paprika abwandeln.

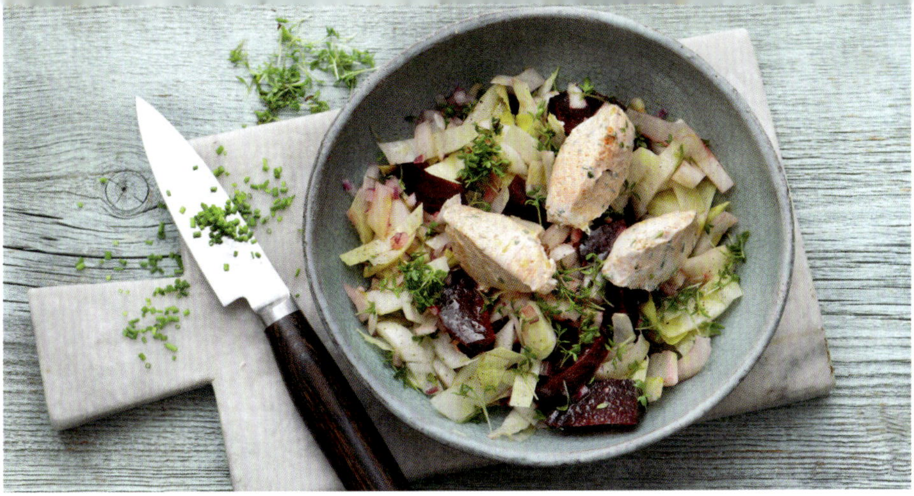

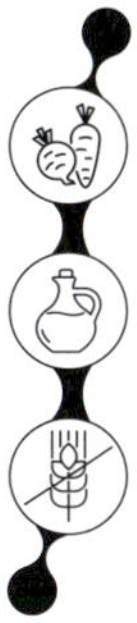

ROTE-BETE-SALAT MIT KÄSENOCKEN

Für 2 Personen | Zubereitung: 20 Minuten

125 g Ziegenfrischkäse
¼ TL edelsüßes Paprikapulver
5 Stiele Schnittlauch
250 g kleine Rote Beten
(vorgegart und vakuumiert)
1 kleine rote Zwiebel
1 großer Chicorée (ca. 300 g)
2 EL Verjus (Saft aus unreifen Trauben)
2 EL naturtrüber Apfelsaft
Salz, Pfeffer
2 EL Rapsöl
1 EL Leinöl
½ Beet Gartenkresse

Pro Portion: ca. 365 kcal,
10 g EW, 27 g F, 19 g KH, 6 g BST

- Den Ziegenfrischkäse mit dem Paprikapulver verrühren. Schnittlauch waschen, trocken tupfen, in feine Röllchen schneiden und unterrühren. Die Käsecreme abgedeckt kühl stellen.

- Die Roten Beten in etwa 1 cm breite Spalten schneiden (Achtung, sie färben stark ab!). Die Zwiebel schälen und fein würfeln. Den Chicorée putzen, waschen, längs halbieren und den harten Strunk entfernen. Die Chicoréehälften in etwa 2 cm breite Streifen schneiden.

- Für das Dressing in einer Schüssel Verjus, Apfelsaft, Salz und Pfeffer verrühren, dann das Raps- und Leinöl untermischen. Die Kresse vom Beet schneiden, waschen, trocken tupfen und etwa die Hälfte der Blättchen unter das Dressing mischen.

- In einer Schüssel Rote Bete, Zwiebel und Chicorée mischen. Auf Tellern anrichten und mit dem Dressing beträufeln. Aus der Ziegenfrischkäsemasse mit zwei Teelöffeln 4 bis 6 kleine Nocken abstechen und auf den Salat setzen. Mit der übrigen Kresse garnieren.

KÜRBIS-PASTINAKEN-SALAT MIT EI

Für 2 Personen | Zubereitung: 30 Minuten

50 g helle Quinoa
150 ml Gemüsebrühe (ohne Hefe und Geschmacksverstärker)
2 Eier (Größe M)
200 g Butternusskürbis
150 g Pastinaken
1 kleine rote Zwiebel
Salz
1 EL Kürbiskerne
50 g Baby-Leaf-Salat (z. B. junger Mangold, Mizuna, Rucola)
2 EL Verjus (Saft aus unreifen Trauben)
4 EL naturtrüber Apfelsaft
Pfeffer
2 EL Olivenöl
¼ Beet Gartenkresse

Pro Portion: ca. 410 kcal,
15 g EW, 23 g F, 31 g KH, 6 g BST

- Die Quinoa in einem Sieb abbrausen, in einem kleinen Topf in der Brühe mit geschlossenem Deckel bei schwacher Hitze etwa 15 Minuten köcheln lassen. Anschließend offen lauwarm abkühlen lassen. Die Eier in kochendem Wasser in etwa 10 Minuten hart kochen, dann herausnehmen und kalt abschrecken.

- Währenddessen den Kürbis schälen und mit einem Löffel die Kerne entfernen. Pastinaken putzen und schälen. Beides auf der Gemüsereibe grob raspeln. Die Zwiebel schälen, halbieren und in feine Streifen schneiden. Kürbis, Pastinaken und Zwiebel mit etwas Salz mischen und mit den Händen etwa 2 Minuten kneten.

- In der Zwischenzeit die Kürbiskerne in einer kleinen Pfanne ohne Fett hell rösten, vom Herd nehmen und abkühlen lassen. Den Salat verlesen, waschen und trocken schütteln.

- Für das Dressing Verjus, Apfelsaft, Salz und Pfeffer mit dem Öl gründlich verrühren. In einer Salatschüssel die Quinoa mit der Kürbis-Pastinaken-Mischung und der Hälfte des Dressings mischen. Danach die Salatblätter vorsichtig unterheben.

- Kresse vom Beet schneiden, waschen und trocken tupfen. Den Salat auf Tellern anrichten und mit dem restlichen Dressing beträufeln. Eier pellen, der Länge nach vierteln und auf den Salat setzen. Alles mit Kürbiskernen und Kresse garnieren.

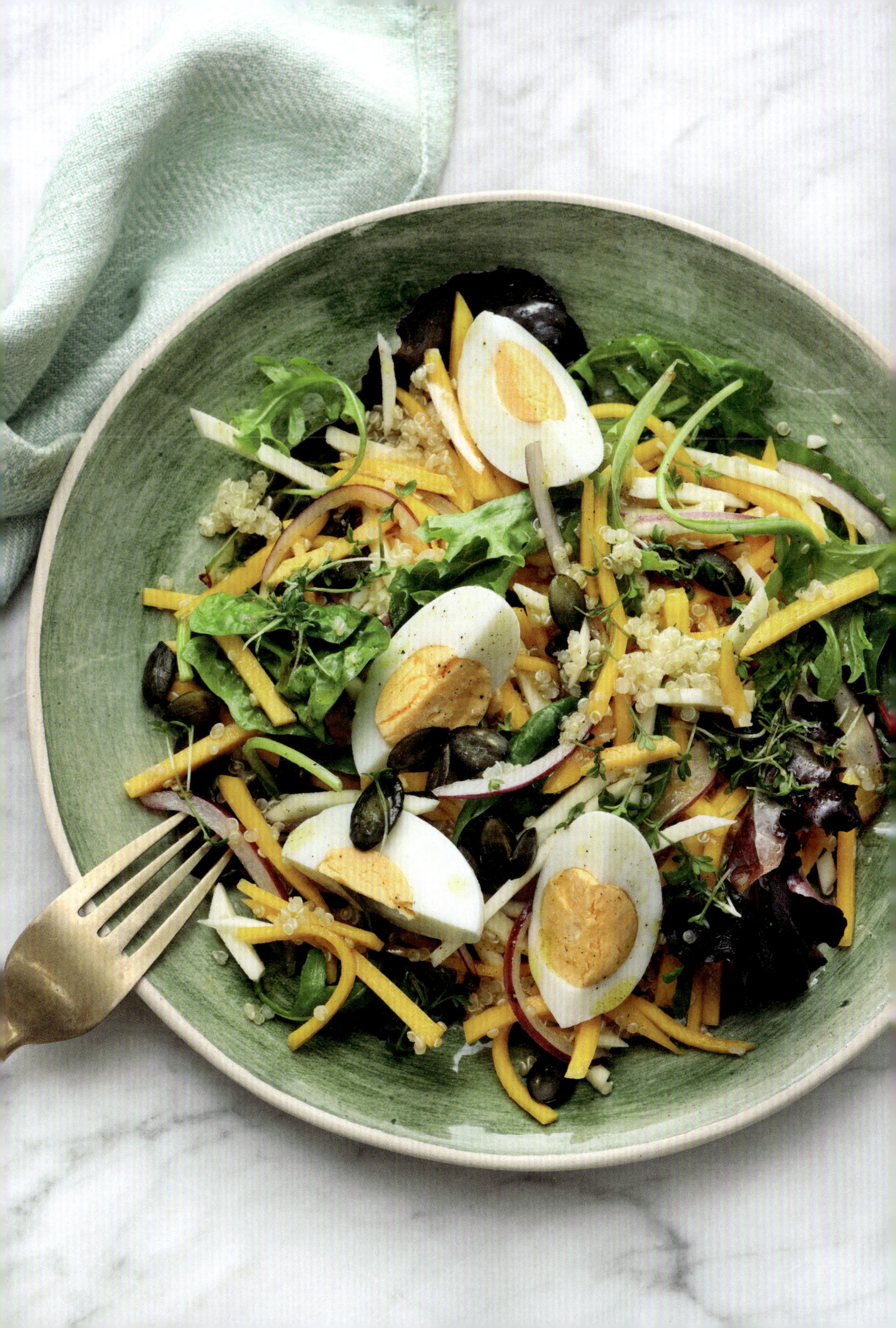

LAUWARMER NUDELSALAT MIT PESTO

Für 2 Personen | Zubereitung: 30 Minuten

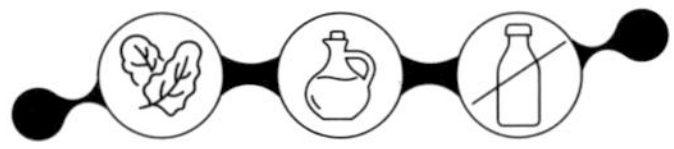

2 EL Kürbiskerne
½ Bund Basilikum (ca. 20 g)
1 Knoblauchzehe
2 EL Olivenöl
1 EL Kürbiskernöl
Salz, Pfeffer
150 g kurze Vollkornnudeln (z. B. Penne)
1 große Möhre (ca. 100 g)
1 rote Spitzpaprikaschote
2 Frühlingszwiebeln
30 g Rucola
1 EL Verjus (Saft aus unreifen Trauben)

Pro Portion: ca. 530 kcal,
15 g EW, 25 g F, 53 g KH, 13 g BST

- Für das Pesto die Kürbiskerne in einer kleinen Pfanne ohne Fett hell rösten, vom Herd nehmen und etwas abkühlen lassen. Basilikum waschen, trocken tupfen und die Blätter abzupfen. Knoblauch schälen und fein würfeln. Zuerst Kürbiskerne, Basilikum und Knoblauch im Blitzhacker fein zerkleinern. Danach das Oliven- und Kürbiskernöl nach und nach dazugeben und alles fein mixen. Das Pesto nochmals mit Salz und Pfeffer würzen.

- Nudeln in reichlich kochendem Salzwasser nach Packungsanweisung bissfest garen. In ein Sieb abgießen und gut abtropfen lassen, dabei 50 ml Kochwasser auffangen. Die Möhre putzen, schälen und auf der Gemüsereibe grob raspeln. Paprika längs halbieren, putzen, waschen und klein würfeln. Frühlingszwiebeln putzen, waschen und in dünne Ringe schneiden. Den Rucola verlesen, waschen und trocken schütteln, grobe Stiele entfernen.

- Die Nudeln noch warm mit Möhrenraspeln, Paprikawürfeln, Frühlingszwiebeln und Rucola in eine große Schüssel geben. Das Pesto mit dem aufgefangenen Kochwasser gründlich verrühren, zum Nudel-Gemüse-Mix in die Schüssel geben und alles gut mischen.

- Den Salat mit Salz, Pfeffer und Verjus abschmecken und möglichst noch lauwarm servieren.

IDEE ZUM TESTEN

Wer auf Käse nicht verzichten möchte, kann noch 2 EL geriebenen jungen Gouda unter das Pesto mischen. Allerdings ist das Rezept dann nicht mehr vegan. Der klassische milde Gouda ist gut verträglich. Durch seine kurze Reifezeit enthält er nur wenig Histamin.

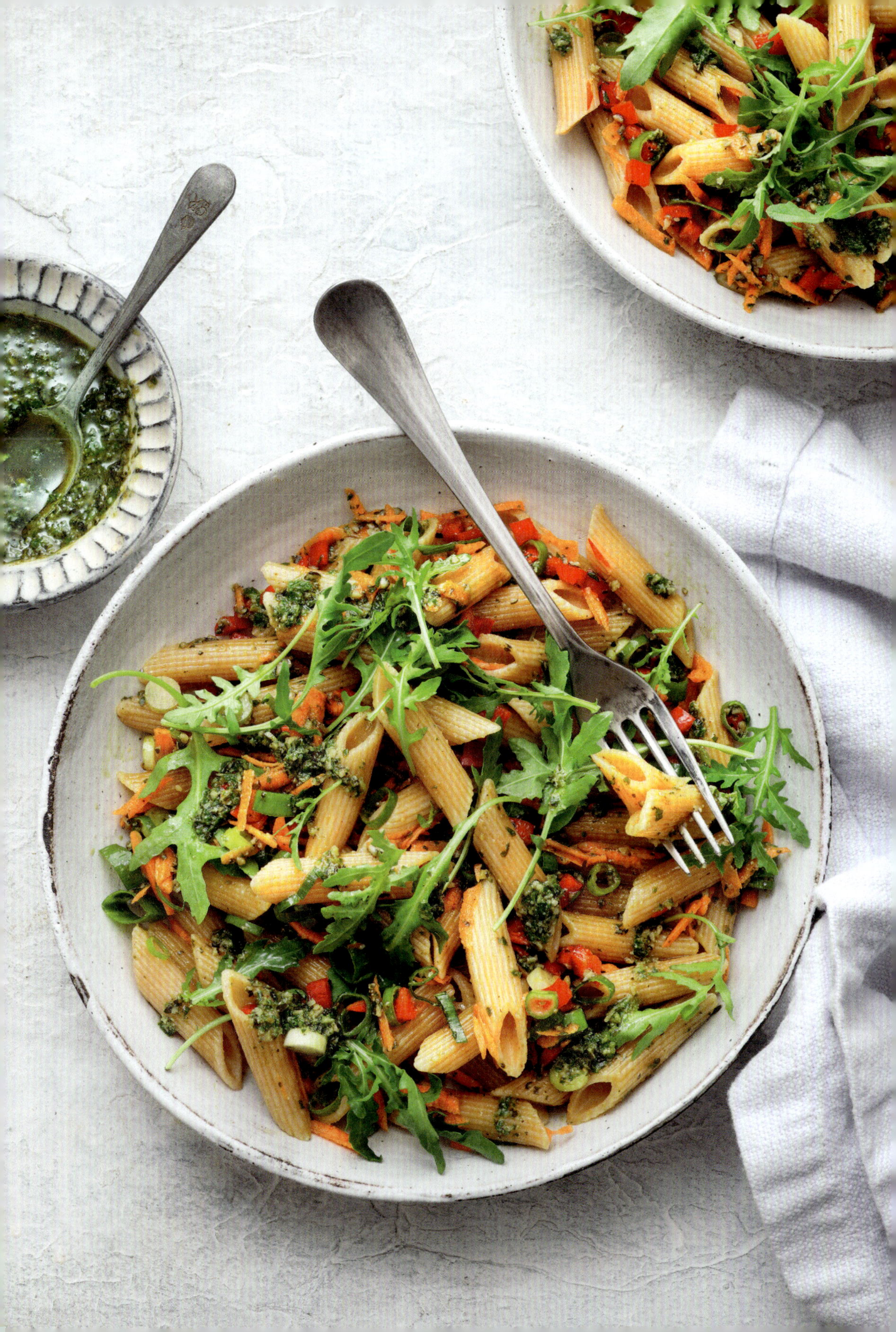

ORIENTALISCHER BROTSALAT

Für 2 Personen | Zubereitung: 40 Minuten

150 g Dinkel-Teff-Brot (siehe Seite 50; oder ein anderes histaminarmes Dinkel-Vollkornbrot)
4 EL Olivenöl
1 kleine rote Zwiebel
½ Salatgurke
1 rote Spitzpaprikaschote
2 Stangen Staudensellerie (ca. 120 g)
1 Mini-Romanasalat
2 EL Verjus (Saft aus unreifen Trauben)
Salz, Pfeffer
¼ TL gemahlene Kurkuma
1 Msp. Zimtpulver
1 Msp. gemahlener Kardamom
frisch geriebene Muskatnuss
1 TL Ahornsirup

Pro Portion: ca. 500 kcal,
12 g EW, 34 g F, 31 g KH, 8 g BST

• Das Brot etwa 2 cm groß würfeln und in einer beschichteten Pfanne in 1 EL Öl bei mittlerer Hitze etwa 5 Minuten rösten, dabei öfter wenden. Die Brotwürfel herausnehmen und abkühlen lassen.

• Währenddessen die Zwiebel schälen, halbieren und in dünne Ringe schneiden. Gurke, Spitzpaprika und Staudensellerie putzen und waschen. Gurke längs vierteln, entkernen und klein würfeln. Die Paprika ebenfalls klein würfeln, den Sellerie in dünne Scheiben schneiden. Den Salat putzen, waschen und die Blätter mundgerecht zerzupfen.

• Für das Dressing den Verjus mit Salz, Pfeffer, Kurkuma, Zimtpulver, Kardamom, 1 Prise Muskatnuss und dem Ahornsirup sowie 2 EL Öl in einer Salatschüssel verrühren. Zwiebel, Gurke, Paprika, Sellerie und Salatblätter untermischen und den Salat etwa 10 Minuten ziehen lassen.

• Zum Servieren die Brotwürfel mit dem restlichen Öl (1 EL) untermischen und den Salat auf Tellern anrichten. Er sollte dann nicht mehr lange stehen, sonst weichen die Brotwürfel auf.

IDEE ZUM TESTEN

Statt der einzelnen Gewürze können Sie auch Ras el-Hanout für das Dressing nehmen. Diese orientalische Gewürzmischung hat keine feste Zusammensetzung – daher ist es ratsam, sich langsam heranzutasten. Oft enthalten fertige Gewürzmischungen Histamin-Liberatoren wie Hefe und/oder Glutamat. Besser vorsichtig testen!

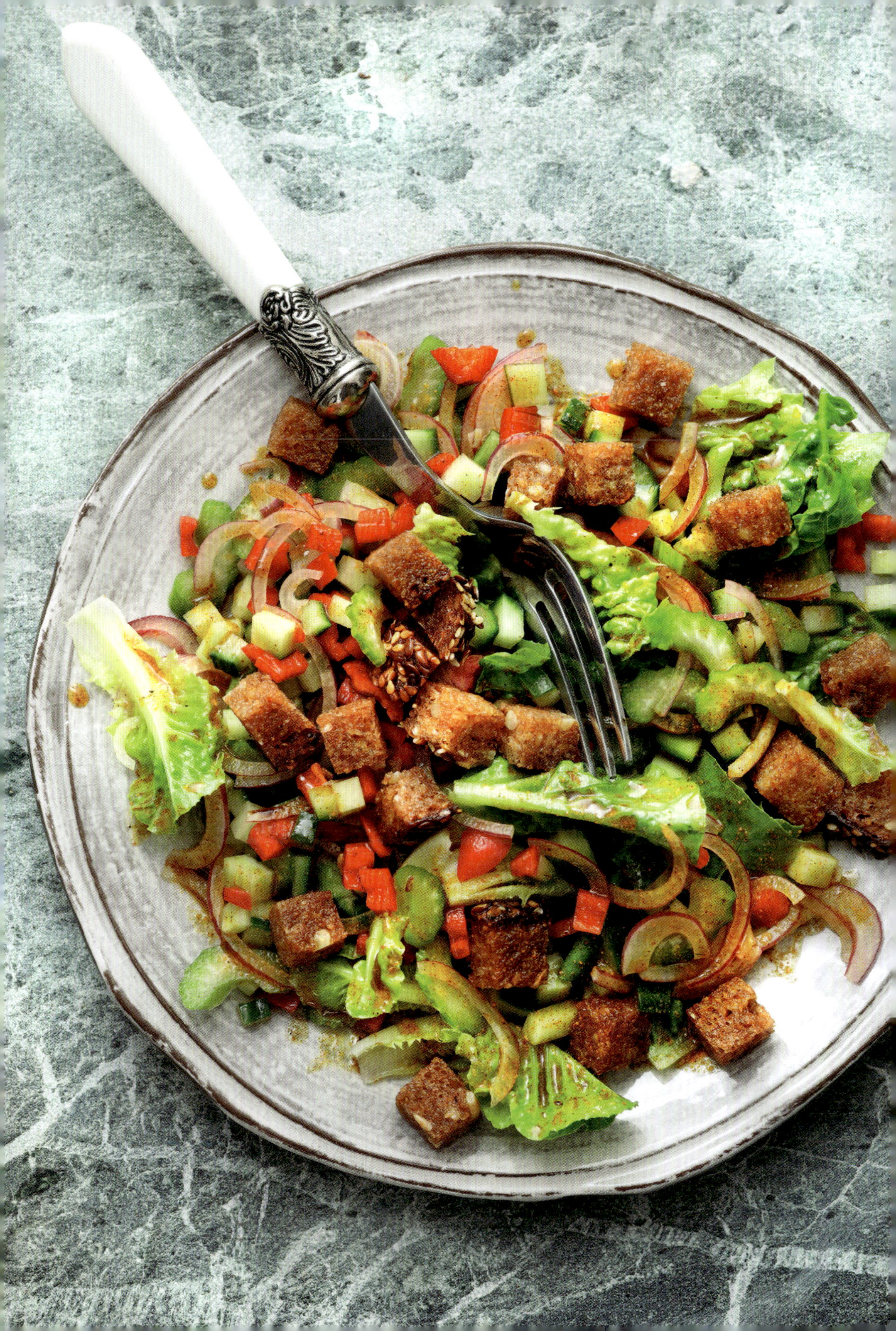

OFENKARTOFFELSALAT MIT SPARGEL

Für 2 Personen | Zubereitung: 35 Minuten | Garen: 25 Minuten

400 g kleine festkochende Kartoffeln (z. B. Drillinge)
250 g grüner Spargel
3 Frühlingszwiebeln
6 Zweige Thymian
4 EL Olivenöl
Salz, Pfeffer
30 g Macadamianusskerne (ungesalzen)
100 g Feldsalat
1 kleine rote Zwiebel
¼ Bund Petersilie
2 EL Verjus (Saft aus unreifen Trauben)

Pro Portion: ca. 540 kcal,
9 g EW, 35 g F, 40 g KH, 8 g BST

- Die Kartoffeln mit der Gemüsebürste gründlich waschen und halbieren. Den Spargel putzen und waschen, im unteren Drittel schälen und die holzigen Enden abschneiden. Die Spargelstangen schräg in 3 bis 4 cm lange Stücke schneiden. Die Frühlingszwiebeln putzen, waschen und in 3 bis 4 cm lange Stücke schneiden.

- Den Backofen auf 200 °C vorheizen. Den Thymian waschen, trocken tupfen, die Blätter abzupfen und fein hacken. In einer Schüssel mit 2 EL Öl, Salz und Pfeffer gründlich verrühren. Kartoffeln, Spargel und Frühlingszwiebeln mit dem Würzöl gut mischen. Alles auf einem Backblech verteilen und im Ofen auf der mittleren Schiene etwa 15 Minuten rösten.

- Inzwischen die Nüsse grob hacken und nach 15 Minuten Backzeit unter das Gemüse auf dem Backblech mischen. Alles noch etwa 10 Minuten backen. Danach das Gemüse aus dem Ofen nehmen und lauwarm abkühlen lassen.

- Während das Gemüse im Ofen ist, den Feldsalat verlesen, waschen und trocken schütteln, dabei grobe Stiele entfernen. Die Zwiebel schälen und möglichst fein würfeln. Die Petersilie waschen, trocken tupfen, Blätter abzupfen und fein hacken.

- Für das Dressing Verjus, 2 EL Wasser, Salz, Pfeffer und das übrige Öl (2 EL) in einer Salatschüssel verrühren. Erst Zwiebel und Petersilie untermischen, dann das gegarte Ofengemüse mit den Macadamianüssen dazugeben. Zuletzt den Feldsalat vorsichtig unterheben. Den Salat auf Tellern anrichten und am besten lauwarm servieren.

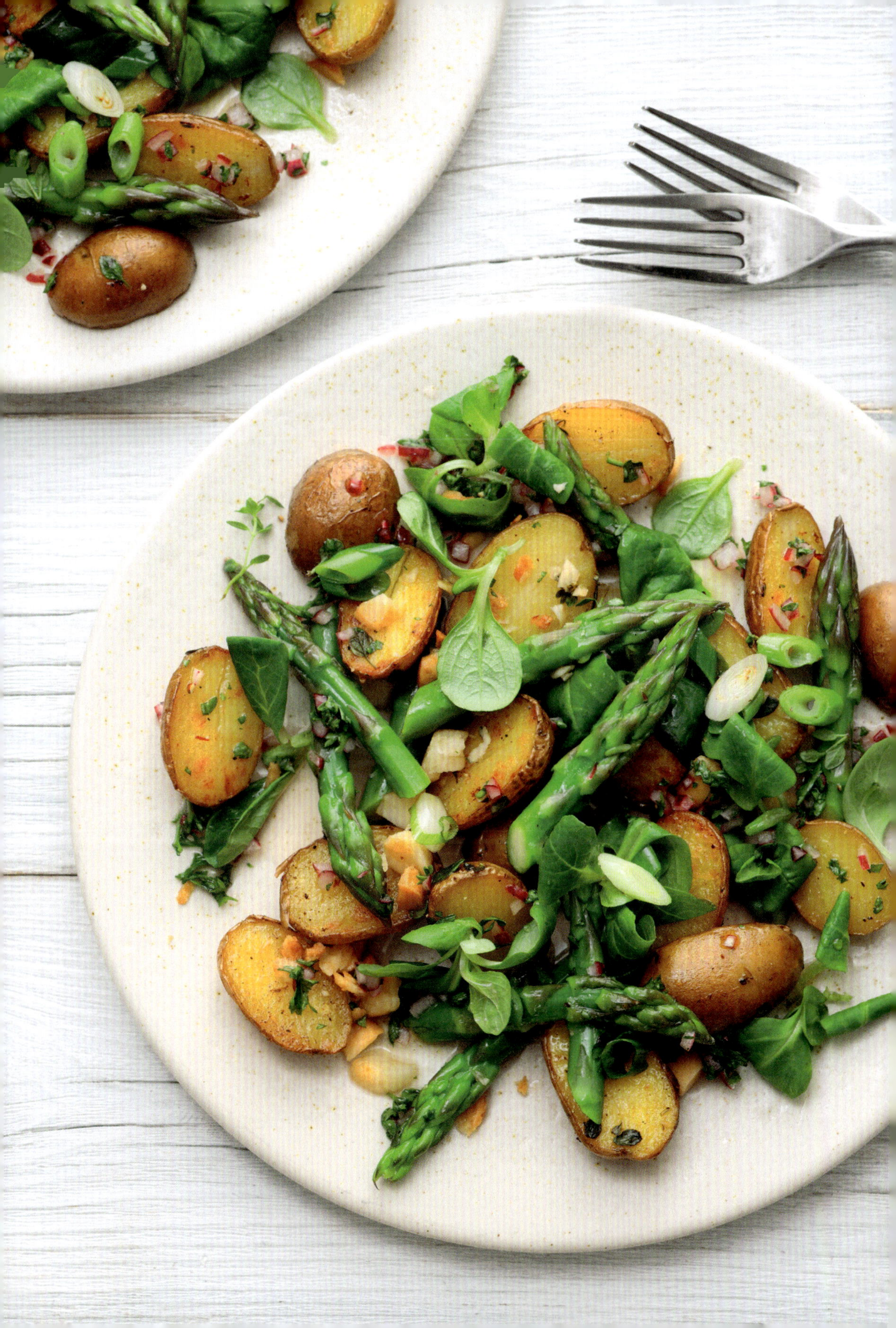

SOMMERSALAT MIT PFIRSICH UND ENTENBRUST

Für 2 Personen | Zubereitung: 35 Minuten

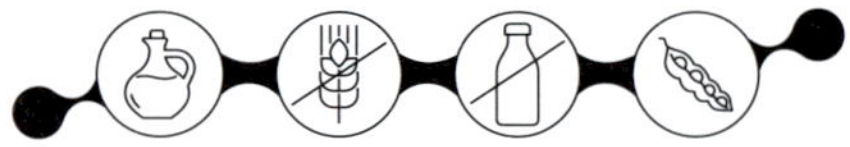

100 g Rucola
150 g Zuckerschoten
Salz, Pfeffer
1 gelbfleischiger Pfirsich
1 Entenbrustfilet (ca. 300 g; ohne Haut)
1 EL Rapsöl
2 EL Verjus (Saft aus unreifen Trauben)
1 TL flüssiger Honig
2 EL Olivenöl
2 EL Pistazienkerne (ungesalzen)

Pro Portion: ca. 480 kcal,
28 g EW, 31 g F, 19 g KH, 7 g BST

- Den Rucola verlesen, waschen und trocken schütteln, grobe Stiele entfernen. Zuckerschoten verlesen, waschen, schräg halbieren und in kochendem Salzwasser 1 bis 2 Minuten blanchieren. In ein Sieb abgießen, kalt abschrecken und abtropfen lassen. Den Pfirsich waschen, halbieren, entkernen und in Spalten schneiden.

- Den Backofen auf 120 °C vorheizen. Das Entenbrustfilet waschen, trocken tupfen, kräftig salzen und pfeffern. In einer Pfanne im Öl bei starker Hitze auf jeder Seite 2 bis 3 Minuten anbraten. Anschließend in Alufolie wickeln und im Ofen auf der mittleren Schiene 6 bis 8 Minuten ziehen lassen.

- Währenddessen für das Dressing in einer Schüssel Verjus, Honig, Salz, Pfeffer und Öl verrühren. Das Fleisch aus dem Ofen nehmen, aus der Folie wickeln und schräg in Scheiben schneiden. Den Bratensaft zum Dressing geben.

- Rucola mit Zuckerschoten, Pfirsichspalten und Entenbrustscheiben auf Tellern anrichten und mit dem Dressing beträufeln. Pistazien hacken und zum Garnieren darüberstreuen.

VERTRÄGLICHKEITS-CHECK

Pistazien gehören zu den Kernen, die bei einem Histaminüberschuss relativ unproblematisch sind. Trotzdem sollten Sie die Verträglichkeit mit naturbelassenen (!) Pistazienkernen austesten. Sobald die Packung geöffnet ist, müssen die Pistazienkerne rasch verbraucht werden, da beim Lagern zusätzliches Histamin entstehen kann. Eine gute Alternative sind Kürbiskerne.

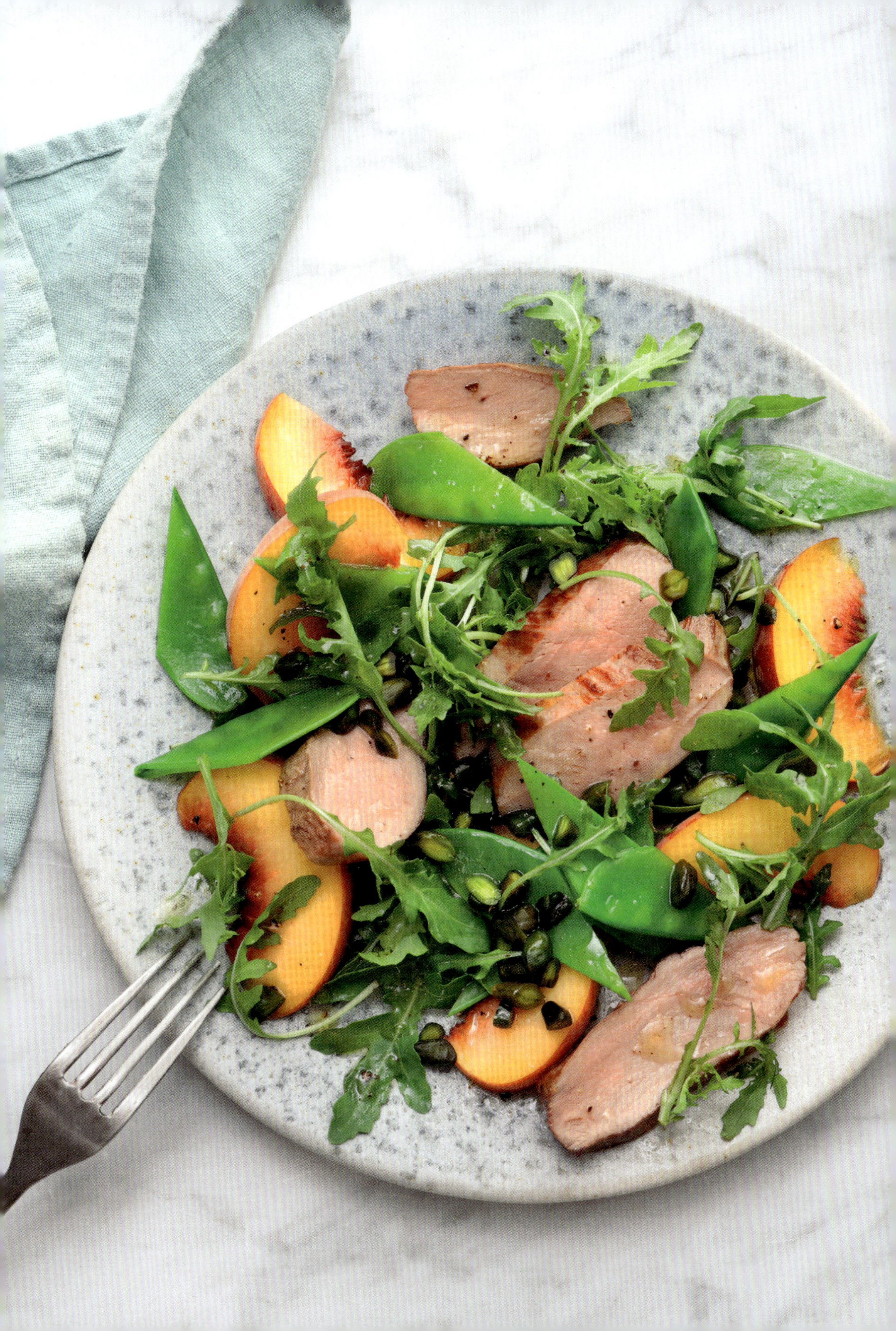

SPITZKOHL-MANGO-SALAT MIT HÄHNCHENSPIESSEN

Für 2 Personen | Zubereitung: 35 Minuten

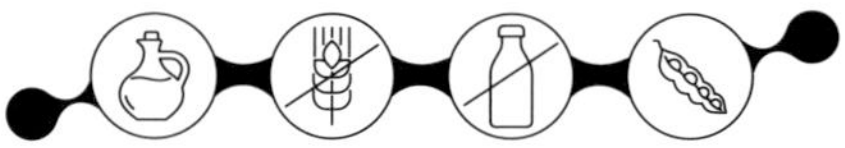

150 g Spitzkohl
100 g Zuckerschoten
Salz, Pfeffer
1 Mini-Salatgurke
150 g Mango (ohne Stein)
70 ml Rapsöl (zimmerwarm)
80 ml ungesüßter Haferdrink (zimmerwarm)
2 TL Verjus (Saft aus unreifen Trauben)
1 Knoblauchzehe
200 g Hähnchenbrustfilet
½ TL edelsüßes Paprikapulver
¼ Bund Petersilie
4–6 Schaschlik- oder Holzspieße

Pro Portion: ca. 530 kcal,
28 g EW, 37 g F, 19 g KH, 7 g BST

• Den Spitzkohl putzen, waschen und den harten Strunk entfernen, den Kohl in feine Streifen schneiden. Zuckerschoten verlesen, waschen und schräg in feine Streifen schneiden. Spitzkohl und Zuckerschoten in einer Schüssel mit ¼ TL Salz mischen und mit den Händen etwa 2 Minuten kräftig kneten.

• Inzwischen die Gurke putzen, waschen und in dünne Stifte schneiden. Die Mango schälen und in kleine Würfel schneiden. Gurke und Mango zum Spitzkohl-Mix in die Schüssel geben und alle Zutaten vorsichtig mischen.

• Für die vegane Mayonnaise 50 ml Öl mit Haferdrink und Verjus in einen hohen Rührbecher geben und mit dem Stabmixer so lange aufschlagen, bis eine Creme entstanden ist. Die Mayonnaise mit Salz und Pfeffer würzen. Knoblauch schälen, dazupressen und ebenfalls unterrühren. Die Mayonnaise mit dem Spitzkohl-Mix mischen und bis zum Servieren ziehen lassen.

• Währenddessen das Fleisch waschen, trocken tupfen und längs in dünne Streifen schneiden. Mit Salz, Pfeffer und Paprikapulver würzen und wellenartig auf die Spieße stecken. In einer beschichteten Pfanne das übrige Öl (1–2 EL) erhitzen und die Hähnchenspieße darin bei mittlerer bis starker Hitze 3 bis 4 Minuten rundum hellbraun braten.

• Die Petersilie waschen, trocken tupfen, die Blätter abzupfen und grob hacken. Die Hähnchenspieße mit dem Spitzkohlsalat auf Tellern anrichten und zuletzt mit der Petersilie bestreuen.

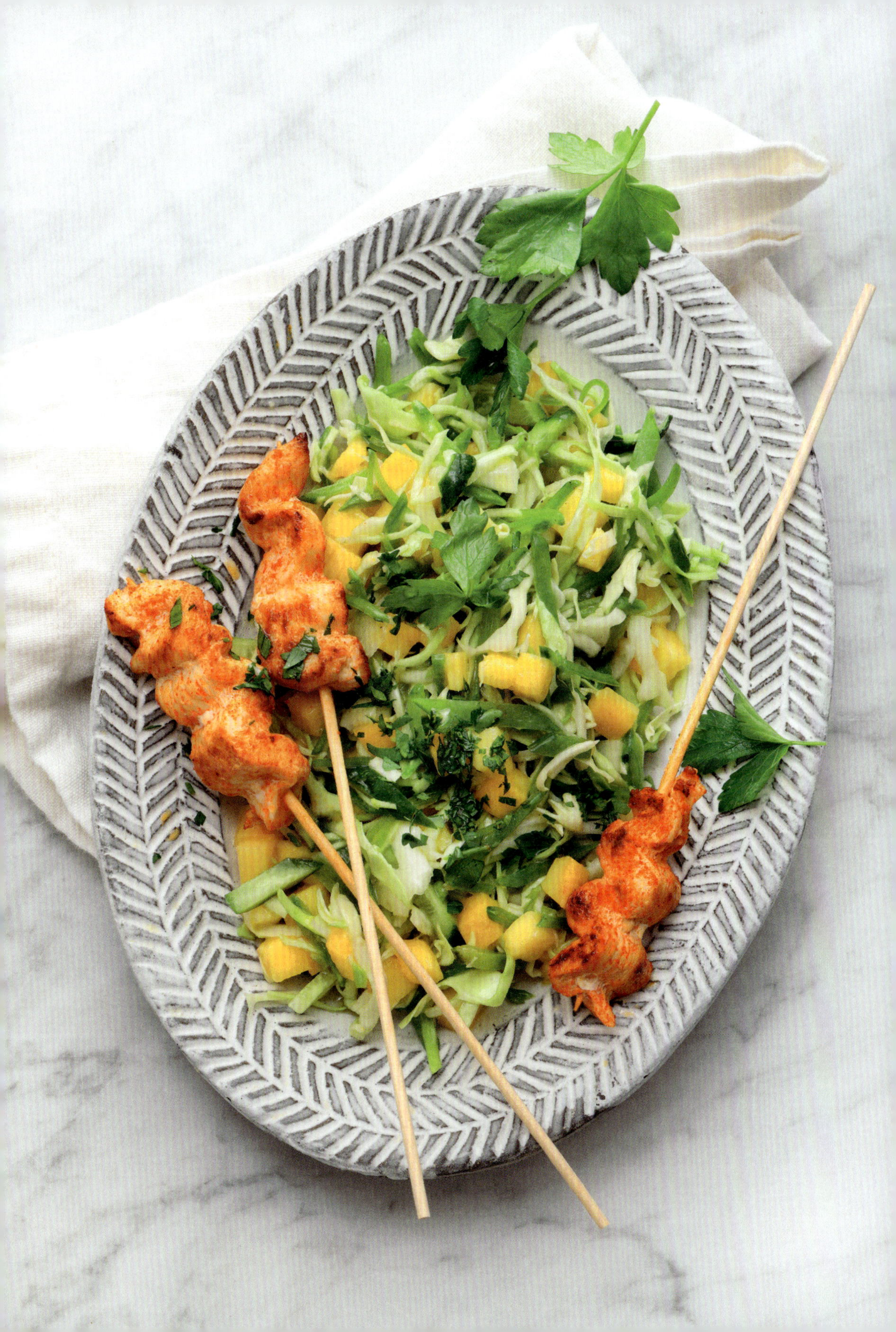

THAI-GURKENSALAT MIT FORELLE

Für 2 Personen | Zubereitung: 35 Minuten

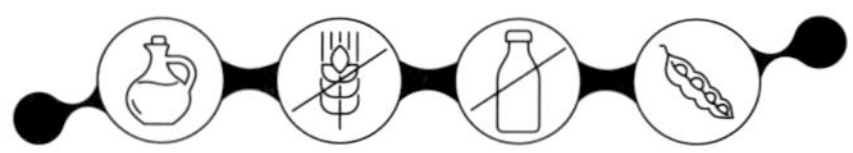

2 Forellenfilets (à 130–140 g; mit Haut, ohne Gräten)
Salz, Pfeffer
2 ½ EL Rapsöl
4 Paranusskerne
½ Salatgurke (ca. 200 g)
350 g Cantaloupe-Melone
1 kleine rote Zwiebel
10 g Ingwer
1 ½ EL Verjus (Saft aus unreifen Trauben)
2 EL Coco Aminos (Würzsauce)
je 1 kleine Handvoll Koriandergrün und Thai-Basilikum (à ca. 20 g; ersatzweise Basilikum)

Pro Portion: ca. 420 kcal,
25 g EW, 22 g F, 28 g KH, 3 g BST

• Den Backofen auf 80 °C vorheizen. Den Fisch waschen, trocken tupfen, leicht salzen und pfeffern. Einen Teller mit ½ EL Öl bestreichen, die Fischfilets darauflegen und mit Frischhaltefolie fest umschließen. Im Ofen auf der mittleren Schiene 20 bis 25 Minuten garen.

• Inzwischen die Paranüsse grob hacken und in einer Pfanne ohne Fett hell rösten, vom Herd nehmen und etwas abkühlen lassen. Die Gurke putzen, waschen, längs halbieren und quer in dünne Scheiben schneiden. Melone halbieren, entkernen, schälen und in dünne Spalten schneiden. Zwiebel schälen, halbieren und in dünne Scheiben schneiden. Den Ingwer schälen und fein würfeln.

• Für das Dressing in einer Salatschüssel Verjus, Coco Aminos, Salz, Pfeffer und Ingwer mit dem restlichen Öl (2 EL) verrühren. Die Gurken- und Melonenscheiben zum Dressing geben und darin etwa 10 Minuten ziehen lassen. Die Kräuter waschen, trocken tupfen, die Blätter abzupfen und unter den Salat mischen. Den Gurkensalat mit Salz und Pfeffer abschmecken.

• Die Forellenfilets aus dem Ofen nehmen und mit dem Salat auf Tellern anrichten. Die Paranüsse grob hacken und zum Garnieren darüberstreuen.

IDEE ZUM TESTEN

Wer noch einen Schärfekick wünscht, kann das Dressing mit Chili würzen. Am besten jedoch erst mildere Sorten wie Pfefferschoten (Peperoni) nehmen und mit kleinen Mengen (nur ½ Chilischote verwenden!) starten. Testen Sie, wie Ihr Stoffwechsel auf Chili reagiert.

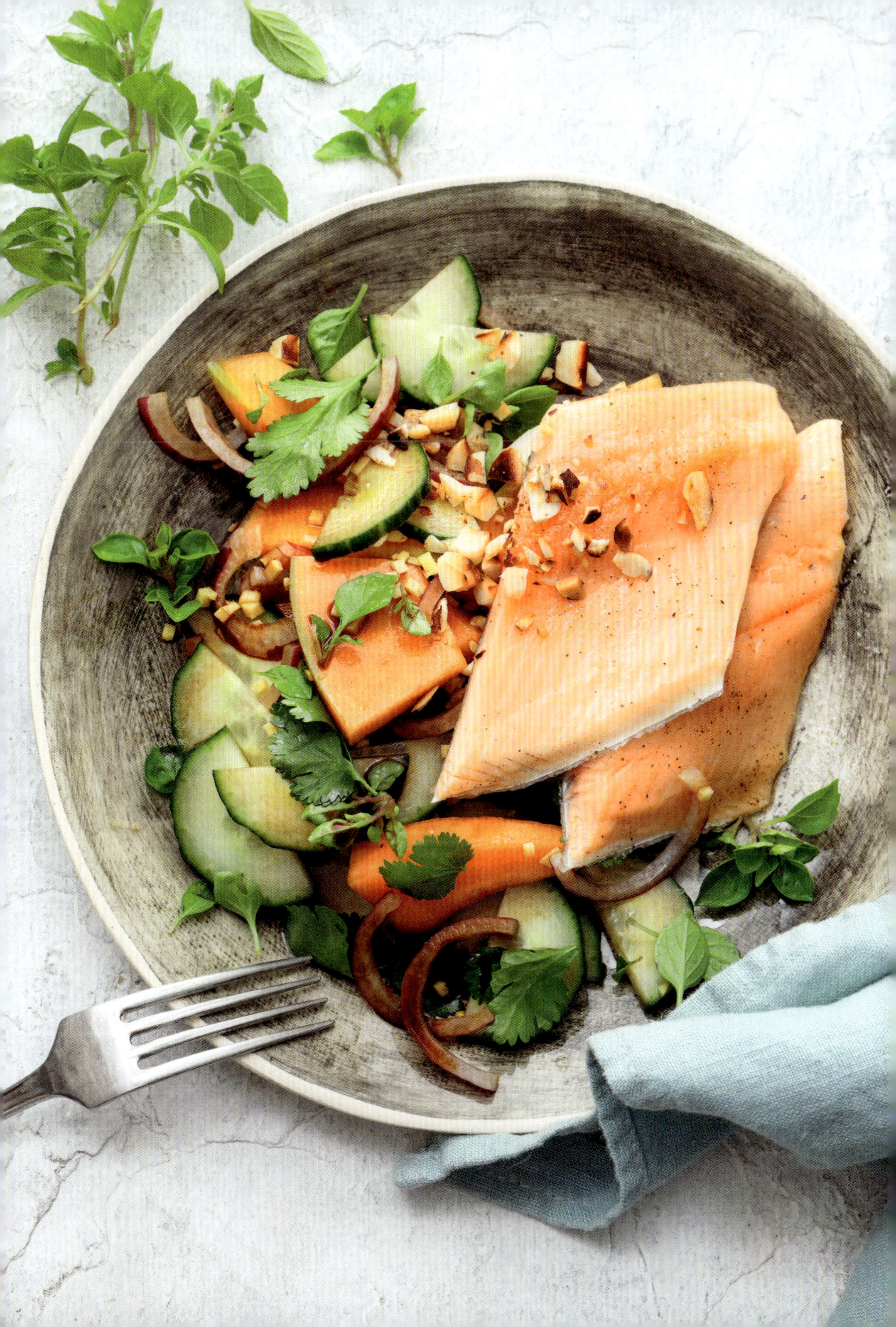

KÜRBIS-KOKOS-SUPPE MIT KRESSE

Für 2 Personen | Zubereitung: 20 Minuten | Garen: 20 Minuten

250 g Hokkaidokürbis
1 kleine rote Paprikaschote
150 g vorwiegend festkochende Kartoffeln
1 kleine Zwiebel
15 g Ingwer
1 Knoblauchzehe
1 EL natives Kokosöl
1 TL gemahlene Kurkuma
1 TL edelsüßes Paprikapulver
Salz, Pfeffer
½ l vegane Gemüsebrühe (ohne Hefe und Geschmacksverstärker)
200 g fettarme Kokosmilch
½ Beet Shiro-Kresse (ersatzweise Gartenkresse)

Pro Portion: ca. 360 kcal,
6 g EW, 26 g F, 22 g KH, 6 g BST

- Den Kürbis waschen, mit einem Löffel die Kerne entfernen und den Kürbis in kleine Stücke schneiden. Paprika vierteln, putzen, waschen und klein würfeln. Die Kartoffeln schälen, waschen und ebenfalls klein würfeln. Zwiebel, Ingwer und Knoblauch schälen und fein würfeln.

- Das Kokosöl in einem Topf zerlassen und Kürbis, Paprika und Kartoffeln darin bei mittlerer Hitze etwa 2 Minuten anbraten, dabei öfter rühren. Zwiebel, Ingwer und Knoblauch hinzufügen und kurz mitbraten. Mit Kurkuma und Paprikapulver bestäuben, mit Salz und Pfeffer würzen und kurz weiterdünsten.

- Brühe und Kokosmilch dazugießen und alles unter Rühren einmal aufkochen. Anschließend die Kürbissuppe mit geschlossenem Deckel bei schwacher Hitze etwa 20 Minuten köcheln lassen, dabei ab und zu umrühren.

- Die Suppe vom Herd nehmen und im Topf mit dem Stabmixer fein pürieren, mit Salz und Pfeffer würzen. Die Kresse vom Beet schneiden, waschen und trocken tupfen. Die Kürbissuppe in Schalen oder tiefen Tellern anrichten und mit der Kresse garniert servieren.

IDEE ZUM TESTEN

Für einen kräftigen Farbtupfer sorgen Granatapfelkerne als Topping – sie liefern zugleich viele Vitamine, Mineralstoffe und Antioxidantien. Je frischer, desto verträglicher sind sie. Die Kerne daher am besten selbst auslösen und in kleinen Mengen probieren.

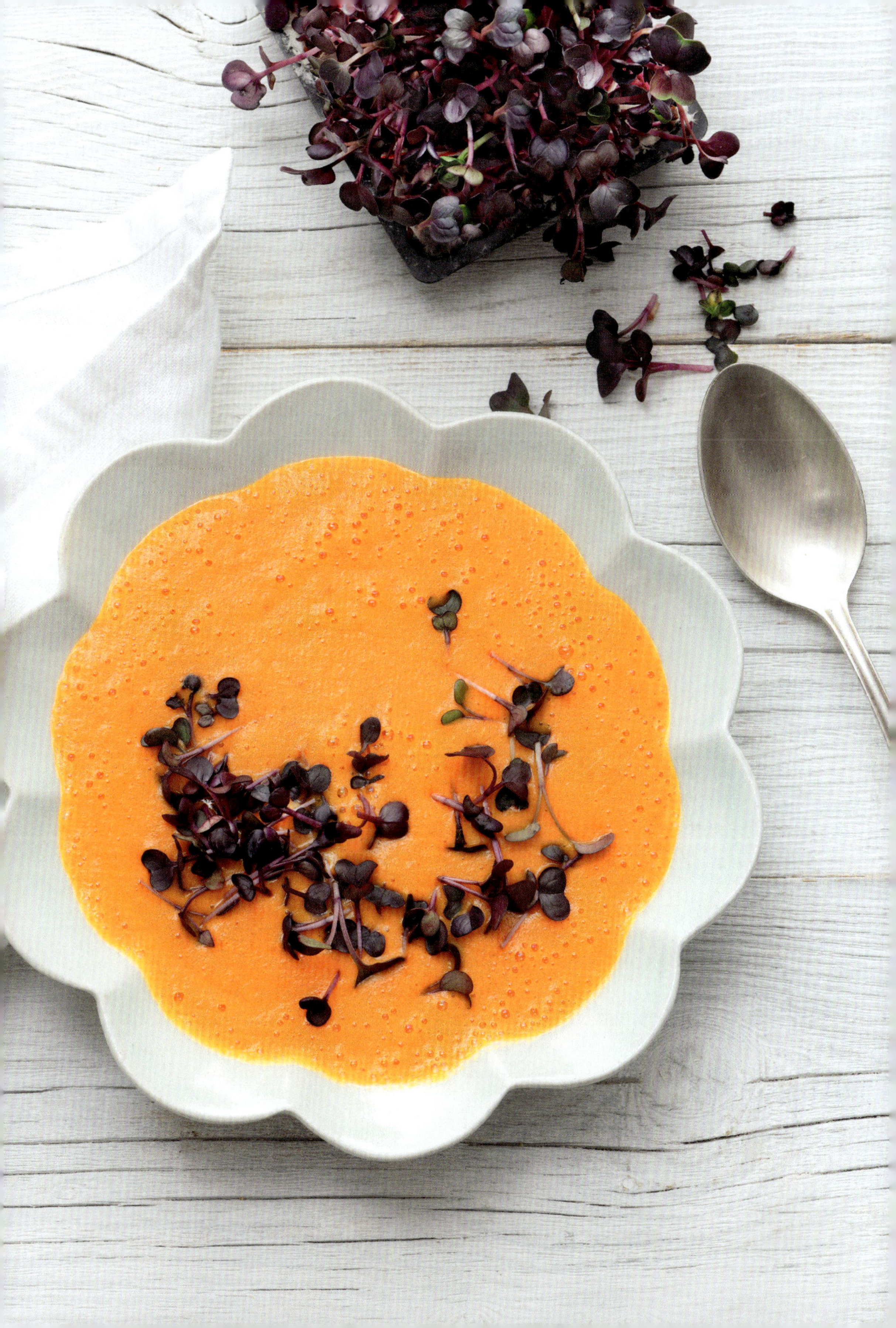

WIRSINGSUPPE MIT HÜTTENKÄSE

Für 2 Personen | Zubereitung: 30 Minuten | Garen: 20 Minuten

300 g Wirsing
1 Petersilienwurzel (ca. 100 g)
1 kleine Zwiebel
6 Zweige Thymian
1 EL Olivenöl
½ l Gemüsebrühe (ohne Hefe und Geschmacksverstärker)
¼ l ungesüßter Haferdrink
6 Stiele Petersilie
Salz, Pfeffer
100 g körniger Frischkäse (Hüttenkäse)
20 g gepuffte Quinoa

Pro Portion: ca. 300 kcal,
12 g EW, 16 g F, 23 g KH, 8 g BST

• Wirsing putzen, waschen und halbieren, den harten Strunk entfernen. Die Blätter in etwa 1 cm breite Streifen schneiden. Die Petersilienwurzel putzen, schälen und in etwa 1 cm dicke Stücke schneiden. Die Zwiebel schälen und fein würfeln. Thymian waschen, trocken tupfen, die Blätter abzupfen und fein hacken.

• Das Öl in einem Topf erhitzen und Wirsing, Petersilienwurzel, Zwiebel und Thymian darin bei mittlerer Hitze etwa 5 Minuten dünsten. Brühe und Haferdrink dazugießen und alles einmal kurz aufkochen. Anschließend die Suppe mit halb aufgelegtem Deckel bei mittlerer Hitze noch etwa 20 Minuten garen, dabei ab und zu umrühren.

• Inzwischen die Petersilie waschen und trocken tupfen, die Blätter abzupfen und fein hacken.

• Die Suppe vom Herd nehmen und im Topf mit dem Stabmixer fein pürieren, mit Salz und Pfeffer abschmecken. In Schalen oder tiefen Tellern anrichten, den Hüttenkäse daraufsetzen und alles mit gepuffter Quinoa und Petersilie bestreuen.

IDEE ZUM TESTEN

Statt mit Quinoa können Sie die Suppe auch mit geröstetem Buchweizen toppen. Dafür 4 EL Buchweizenkörner in einer Pfanne ohne Fett 3 bis 4 Minuten rösten. Allerdings verträgt nicht jeder das Pseudogetreide, das aber in jedem Fall glutenfrei ist.

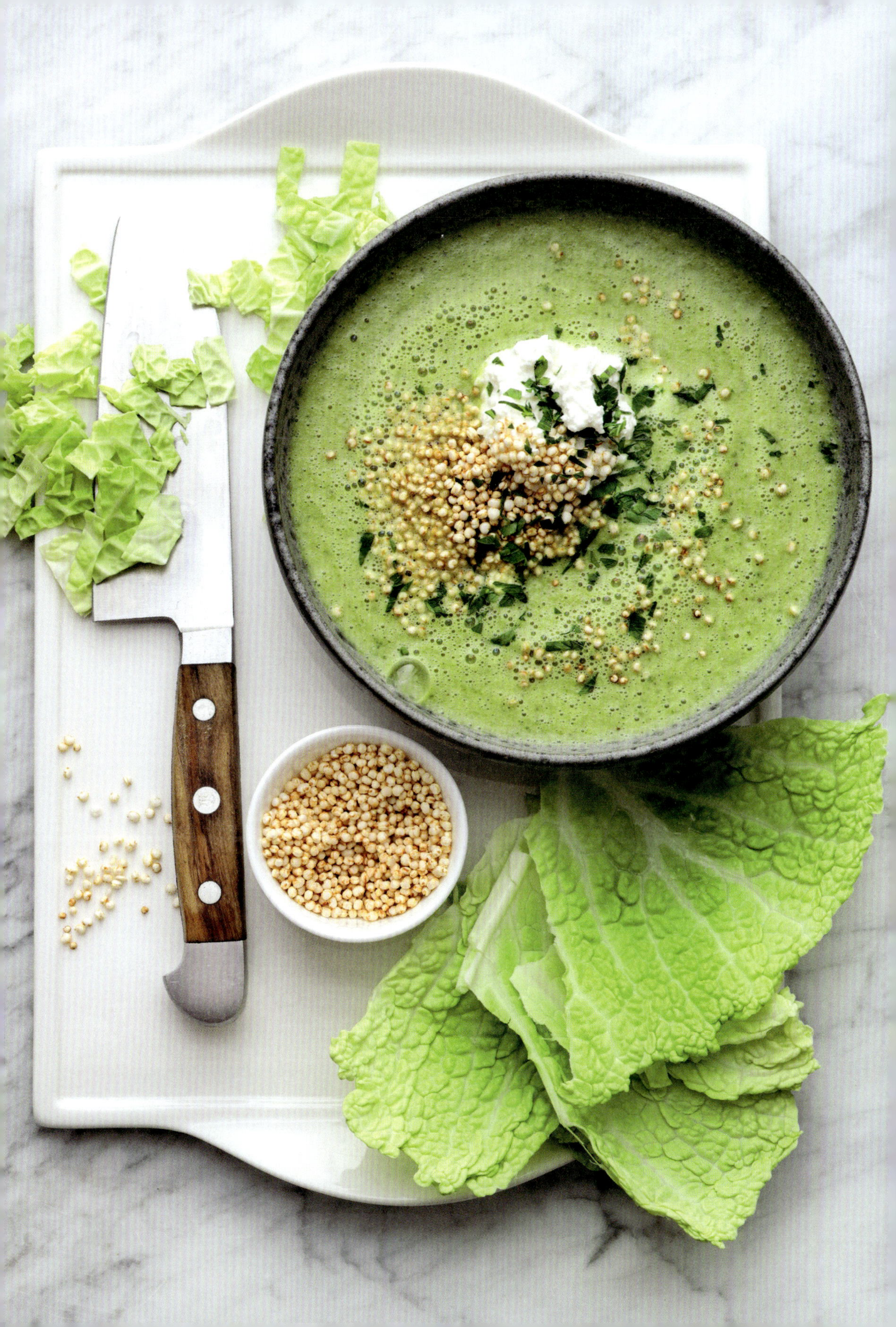

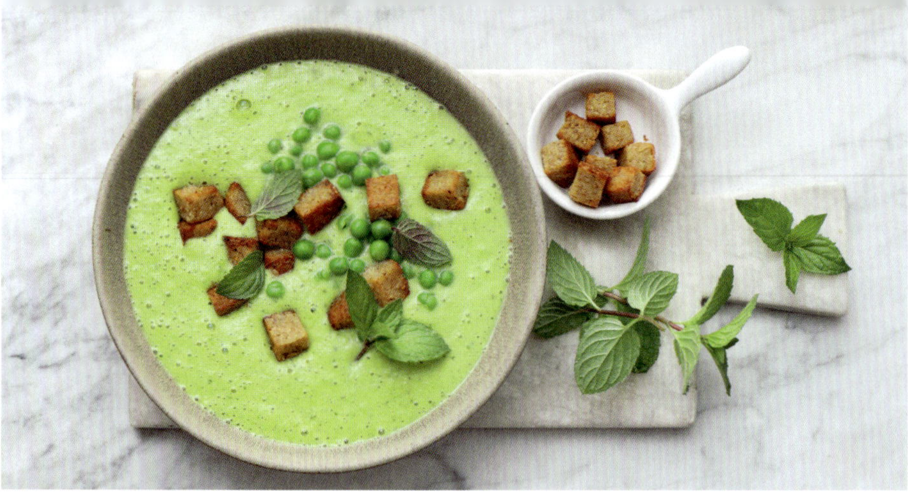

ERBSEN-MINZ-SUPPE MIT CROÛTONS

Für 2 Personen | Zubereitung: 30 Minuten

1 Kartoffel (ca. 100 g)
1 Zwiebel, 1 EL Olivenöl
300 g tiefgekühlte Erbsen
400 ml Gemüsebrühe (ohne Hefe und Geschmacksverstärker)
1 Scheibe histaminarmes Brot (50 g)
2 TL Butter, 2 Stiele Minze
100 g Ziegenfrischkäse
Salz, Pfeffer

Pro Portion: ca. 470 kcal,
20 g EW, 24 g F, 39 g KH, 11 g BST

- Kartoffel schälen, waschen und etwa 2 cm groß würfeln. Zwiebel schälen, in feine Würfel schneiden und in einem Topf im Öl etwa 2 Minuten andünsten. Kartoffelwürfel und 250 g gefrorene Erbsen hinzufügen und etwa 2 Minuten mitdünsten. Die Brühe dazugießen, alles aufkochen und danach mit geschlossenem Deckel etwa 15 Minuten sanft köcheln lassen.

- Inzwischen das Brot in kleine Würfel schneiden und in einer Pfanne in der Butter in etwa 5 Minuten goldbraun rösten. Herausnehmen und abkühlen lassen. Die restlichen Erbsen (50 g) mit kochendem Wasser übergießen, etwa 5 Minuten ziehen und in einem Sieb abtropfen lassen.

- Die Minze waschen, trocken tupfen und die Blätter abzupfen. Die Suppe vom Herd nehmen und im Topf mit Minze und Frischkäse mit dem Stabmixer fein pürieren. Mit Salz und Pfeffer abschmecken, in Schalen oder tiefen Tellern anrichten und mit den Erbsen und Croûtons garnieren.

VERTRÄGLICHKEITS-CHECK

Nicht jeder verträgt grüne Erbsen. Die Suppe kann man dann alternativ mit tiefgekühltem Brokkoli zubereiten.

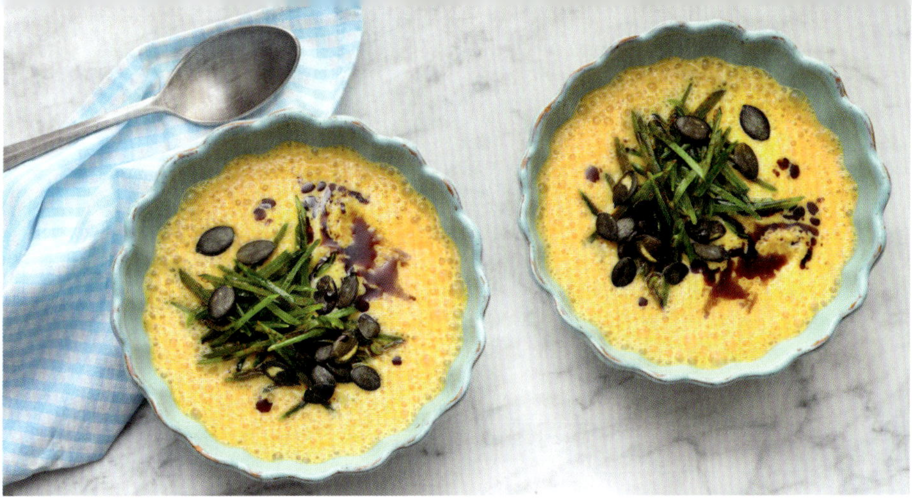

MÖHREN-PASTINAKEN-SUPPE

Für 2 Personen | Zubereitung: 35 Minuten

200 g Möhren
150 g Pastinaken
1 Schalotte
1½ EL Olivenöl
½ l vegane Gemüsebrühe (ohne Hefe und Geschmacksverstärker)
Salz, Pfeffer
60 g Zuckerschoten
1 TL Verjus (Saft aus unreifen Trauben)
¼ TL edelsüßes Paprikapulver
100 g Mandelsahne
1 EL Kürbiskerne
2 TL Kürbiskernöl

Pro Portion: ca. 320 kcal,
6 g EW, 24 g F, 17 g KH, 7 g BST

- Möhren und Pastinaken putzen, schälen und klein würfeln. Schalotte schälen, fein würfeln und in einem Topf in 1 EL Öl andünsten. Möhren und Pastinaken dazugeben und etwa 2 Minuten mitdünsten.

- Die Brühe dazugießen, alles salzen und pfeffern und kurz aufkochen. Dann mit geschlossenem Deckel bei schwacher Hitze etwa 15 Minuten köcheln lassen.

- Inzwischen die Zuckerschoten putzen, waschen und schräg in dünne Streifen schneiden. In einer Schüssel mit Verjus, Paprikapulver, Salz und dem restlichen Öl (½ EL) mit den Händen 1 bis 2 Minuten weich kneten.

- Die Suppe vom Herd nehmen, die Mandelsahne hinzufügen und alles im Topf mit dem Stabmixer sehr fein pürieren, salzen und pfeffern.

- Die Möhrensuppe in Schalen oder tiefen Tellern anrichten, mit den Zuckerschoten und Kürbiskernen bestreuen und mit jeweils 1 TL Kürbiskernöl beträufeln.

SELLERIESUPPE MIT MARONEN UND APFEL

Für 2 Personen | Zubereitung: 30 Minuten

1 kleine Zwiebel
1 Knoblauchzehe
250 g Knollensellerie
200 g geschälte Maronen
(vorgegart und vakuumiert)
1 EL Olivenöl
½ l Gemüsebrühe (ohne Hefe
und Geschmacksverstärker)
1 kleiner Apfel (z. B. Boskop; ca. 125 g)
2 TL Butter
Salz, Pfeffer
50 g Sahne
frisch geriebene Muskatnuss
¼ Bund Petersilie

Pro Portion: ca. 500 kcal,
6 g EW, 25 g F, 54 g KH, 15 g BST

- Zwiebel und Knoblauch schälen und fein würfeln. Sellerie putzen, schälen und etwa 1 cm groß würfeln. Von den Maronen 50 g beiseitelegen, den Rest klein hacken.

- Das Öl in einem Topf erhitzen und Zwiebel, Knoblauch und Sellerie darin bei mittlerer Hitze etwa 2 Minuten andünsten. Die gehackten Maronen dazugeben und kurz mitdünsten. Die Brühe angießen und alles einmal aufkochen, danach mit geschlossenem Deckel bei schwacher Hitze etwa 25 Minuten köcheln lassen, öfter umrühren.

- In der Zwischenzeit den Apfel waschen, vierteln, entkernen und klein würfeln. Die beiseitegelegten Maronen grob hacken. Die Butter in einer Pfanne zerlassen und die Apfelwürfel und Maronen darin bei mittlerer Hitze in 2 bis 3 Minuten hellbraun braten. Vom Herd nehmen, leicht pfeffern.

- Die Selleriesuppe vom Herd nehmen, die Sahne dazugeben und alles im Topf mit dem Stabmixer fein pürieren. Mit Salz, Pfeffer und Muskatnuss würzen. Petersilie waschen, trocken tupfen, die Blätter abzupfen und fein hacken. Die Selleriesuppe in Schalen oder tiefen Tellern anrichten, den Apfel-Maronen-Mix darauf verteilen und die Petersilie darüberstreuen.

IDEE ZUM TESTEN

Die Suppe schmeckt auch mit einer feinsäuerlichen Note sehr gut: Testen Sie, ob Sie Zitronensaft vertragen, und schmecken Sie die Selleriesuppe zuletzt mit 1 bis 2 TL Zitronensaft ab. Oder probieren Sie statt der Sahne einmal 2 EL Crème fraîche.

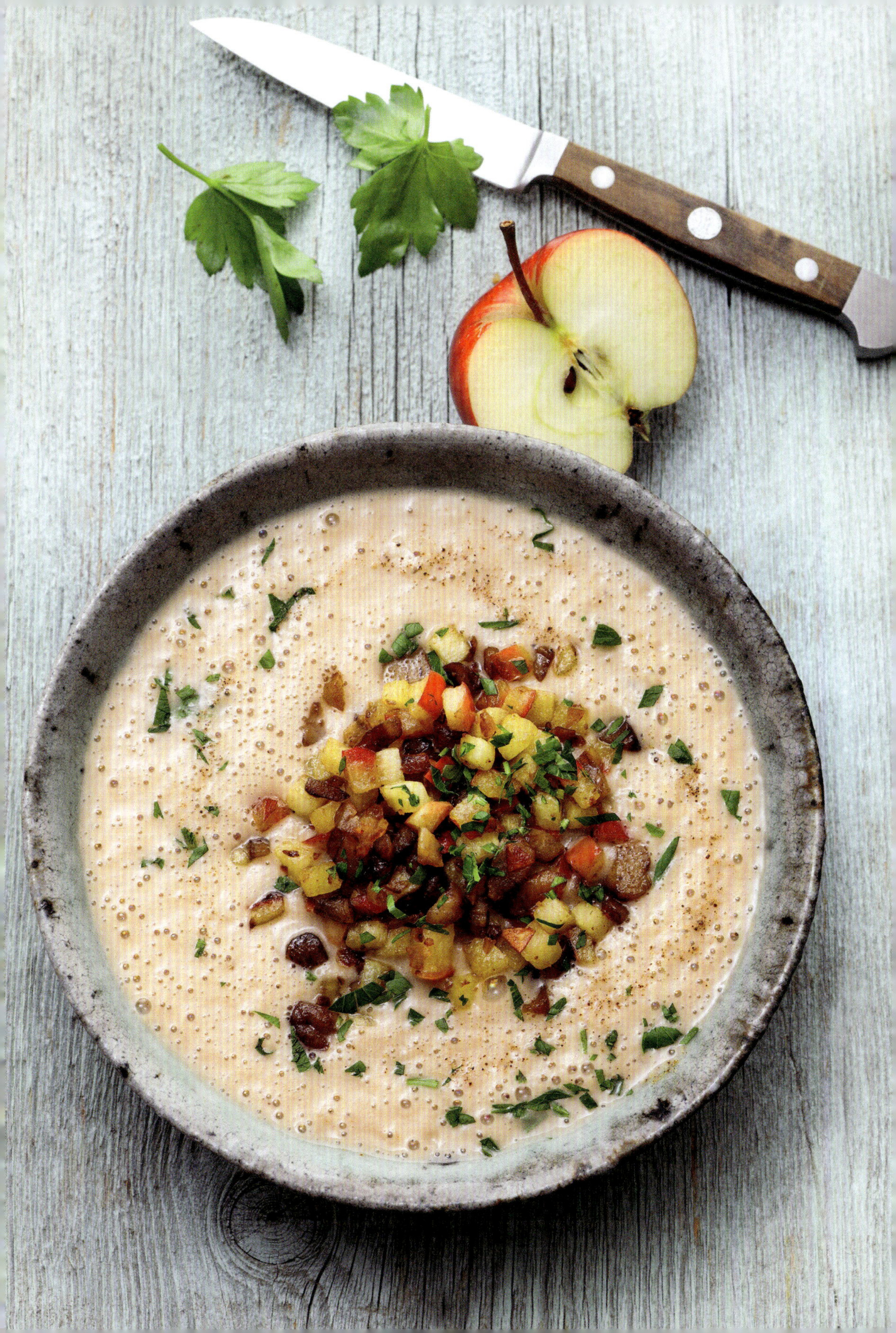

GEMÜSESUPPE MIT FRISCHKÄSE

Für 2 Personen | Zubereitung: 50 Minuten

1 Zwiebel
1 Knoblauchzehe
1 kleine rote Paprikaschote
1 große Möhre
1 kleine Zucchini (ca. 150 g)
200 g vorwiegend festkochende Kartoffeln
150 g Brokkoliröschen
2 EL Olivenöl
Salz, Pfeffer
600 ml Gemüsebrühe (ohne Hefe und Geschmacksverstärker)
4 Zweige Oregano
¼ Bund Schnittlauch
100 g Frischkäse (Doppelrahmstufe)

Pro Portion: ca. 480 kcal,
14 g EW, 34 g F, 26 g KH, 8 g BST

- Zwiebel und Knoblauch schälen und fein würfeln. Die Paprika vierteln, putzen, waschen und in etwa 1 cm große Würfel schneiden. Möhre und Zucchini putzen und schälen bzw. waschen, der Länge nach halbieren und in etwa ½ cm dicke Scheiben schneiden. Kartoffeln schälen, waschen und in etwa 1 cm große Würfel schneiden. Die Brokkoliröschen putzen und waschen, größere Röschen kleiner schneiden.

- Zwiebel und Knoblauch in einem Topf im Öl etwa 2 Minuten dünsten. Paprika, Möhre und Kartoffeln dazugeben und 2 bis 3 Minuten andünsten, salzen und pfeffern. Mit der Brühe ablöschen, alles kurz aufkochen, danach mit geschlossenem Deckel bei schwacher Hitze etwa 15 Minuten köcheln lassen.

- Inzwischen den Oregano waschen, trocken tupfen, die Blätter abzupfen und hacken. Schnittlauch waschen, trocken tupfen und in feine Röllchen schneiden. Oregano und Schnittlauch unter den Frischkäse rühren, salzen und pfeffern.

- Zuletzt Brokkoli und Zucchini in die Suppe geben und alles mit geschlossenem Deckel noch etwa 5 Minuten garen. Die Gemüsesuppe mit Salz und Pfeffer würzen und mit dem Kräuterfrischkäse in Schalen oder tiefen Tellern anrichten.

IDEE ZUM TESTEN

Statt Oregano können Sie auch Majoran verwenden, der ein feineres Aroma hat. Allerdings enthält er ätherische Öle sowie Gerb- und Bitterstoffe, die nicht jeder verträgt. Testen Sie vorsichtig!

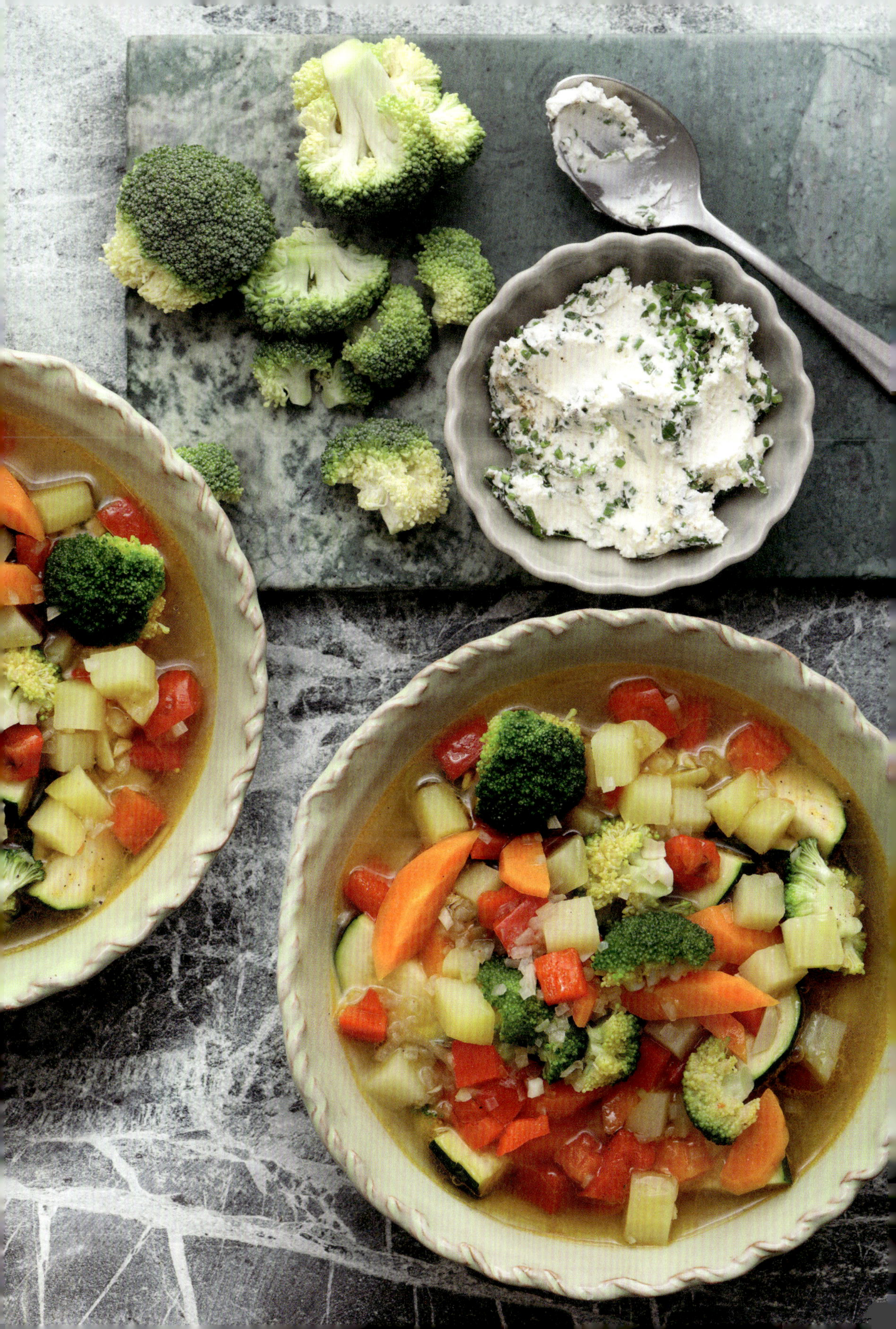

ASIA-NUDELSUPPE MIT HÄHNCHEN

Für 2 Personen | Zubereitung: 45 Minuten

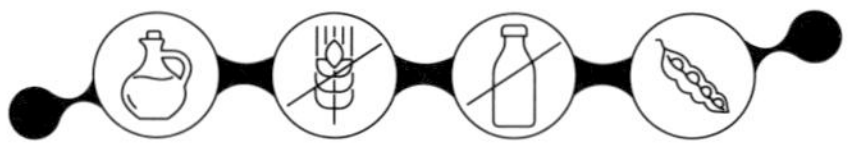

1 weiße Zwiebel
10 g Ingwer
1 Knoblauchzehe
2 Möhren (ca. 150 g)
100 g Knollensellerie
150 g Mangold
2 EL Rapsöl
Salz, Pfeffer
¾ l Gemüsebrühe (ohne Hefe
und Geschmacksverstärker)
50 g Reis-Bandnudeln (ca. ½ cm breit)
250 g Hähnchenbrustfilet
2 EL Coco Aminos (Würzsauce)
2 EL Hafersahne
2 TL Verjus (Saft aus unreifen Trauben)
1 Handvoll Koriandergrün

Pro Portion: ca. 510 kcal,
35 g EW, 22 g F, 37 g KH, 7 g BST

- Zwiebel, Ingwer und Knoblauch schälen und fein würfeln. Möhren und Sellerie putzen, schälen und etwa 1 cm groß würfeln. Mangold putzen und waschen, die Stiele in feine Streifen, die Blätter grob in Stücke schneiden.

- Zwiebel, Ingwer, Knoblauch, Möhren, Sellerie und Mangoldstiele in einem Topf in 1 EL Öl bei mittlerer Hitze etwa 5 Minuten anbraten, mit Salz und Pfeffer würzen.

- Die Brühe dazugießen und alles langsam aufkochen. Dann mit geschlossenem Deckel bei schwacher Hitze etwa 15 Minuten köcheln lassen.

- Währenddessen die Nudeln in warmem Wasser 10 bis 12 Minuten einweichen.

- Das Fleisch waschen, trocken tupfen, rundum mit Salz und Pfeffer würzen und in einer Pfanne im restlichen Öl (1 EL) bei mittlerer bis starker Hitze auf jeder Seite etwa 5 Minuten braten. Vom Herd nehmen und etwa 5 Minuten ruhen lassen, danach in dünne Scheiben schneiden.

- Die Nudeln in ein Sieb abgießen und gut abtropfen lassen. Anschließend nach Belieben mit einer Schere etwas kleiner schneiden.

- Coco Aminos, Hafersahne und Verjus in die Suppe rühren. Das Hähnchenfleisch, Nudeln und Mangoldblätter hinzufügen und alles mit geschlossenem Deckel bei schwacher Hitze noch 3 bis 4 Minuten ziehen lassen.

- Die Asia-Suppe auf Schalen oder tiefe Teller verteilen mit dem Koriandergrün garnieren.

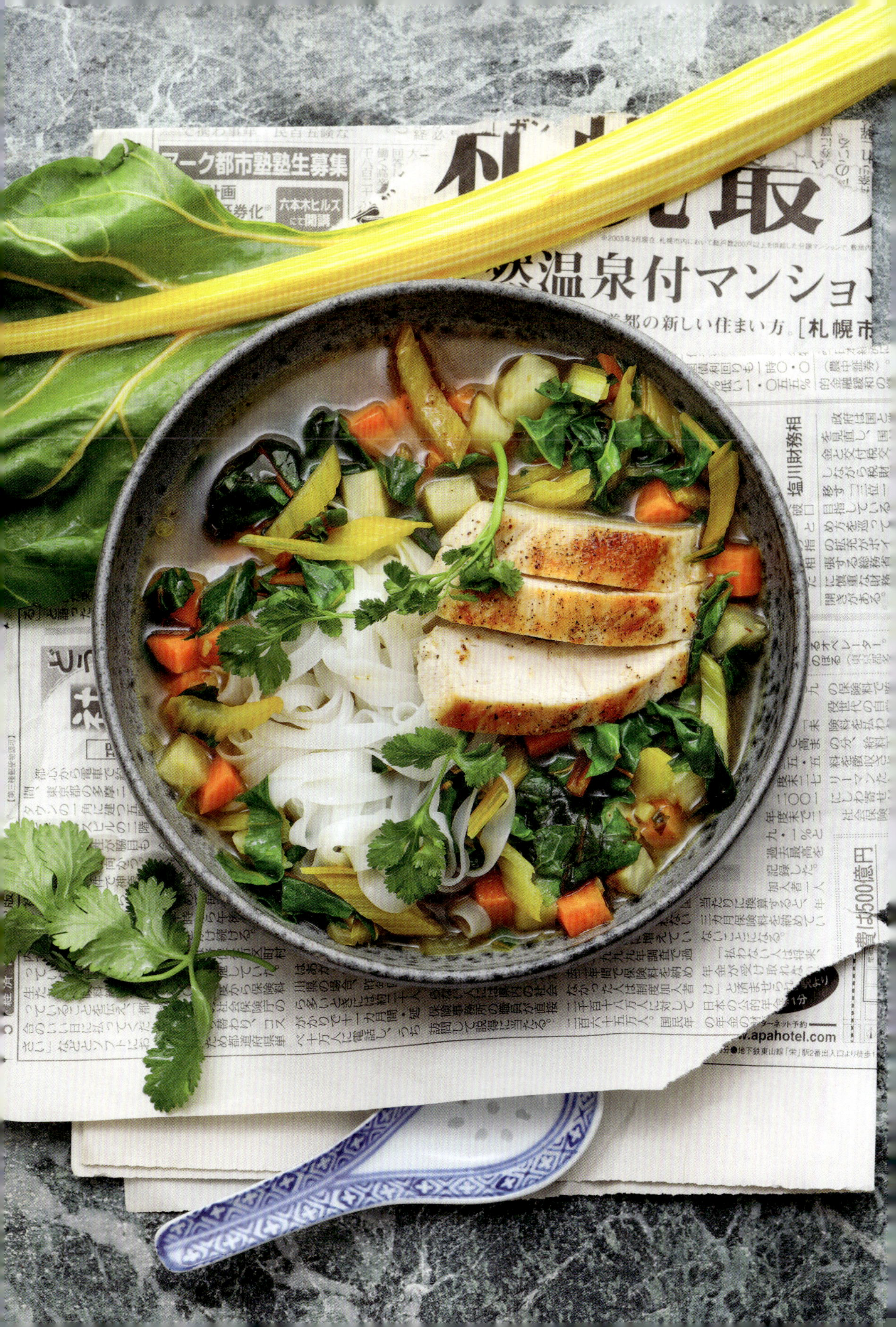

ーク都市塾塾生募集
六本木ヒルズにて開講
温泉付マンショ
都の新しい住まい方。[札幌市
塩川財務相
w.apahotel.com

FENCHELCREMESUPPE MIT LACHS

Für 2 Personen | Zubereitung: 45 Minuten

1 kleine Zwiebel
1 Knoblauchzehe
1 Fenchel (ca. 250 g; mit Grün)
200 g mehligkochende Kartoffeln
1 TL Fenchelsamen
2 EL Olivenöl
400 ml Gemüsebrühe (ohne Hefe und Geschmacksverstärker)
75 g Sahne
Salz, Pfeffer
150 g Lachsfilet
1 EL gehackte Kürbiskerne

Pro Portion: ca. 525 kcal,
22 g EW, 39 g F, 20 g KH, 5 g BST

- Zwiebel und Knoblauch schälen und separat in feine Würfel schneiden. Den Fenchel putzen, waschen und halbieren, den harten Strunk entfernen und den Fenchel in feine Streifen schneiden, das zarte Grün beiseitelegen. Die Kartoffeln schälen, waschen und etwa 1 cm groß würfeln. Die Fenchelsamen im Mörser zerdrücken.

- Zwiebel, Fenchel und Kartoffeln in einem Topf in 1 EL Öl 2 bis 3 Minuten andünsten. Knoblauch und Fenchelsamen hinzufügen und kurz mitdünsten. Mit Brühe und Sahne auffüllen und alles kurz aufkochen, mit Salz und Pfeffer würzen. Danach die Fenchelsuppe mit geschlossenem Deckel bei schwacher bis mittlerer Hitze etwa 20 Minuten garen.

- Inzwischen den Fisch waschen, trocken tupfen und in etwa ½ cm dicke Scheiben schneiden. In einer beschichteten Pfanne im restlichen Öl (1 EL) bei mittlerer Hitze auf jeder Seite 1 bis 2 Minuten braten. Vom Herd nehmen, mit Salz und Pfeffer würzen und abgedeckt warm halten.

- Die Suppe vom Herd nehmen und im Topf mit dem Stabmixer fein pürieren. Mit dem Lachs in Schalen oder tiefen Tellern anrichten. Mit den Kürbiskernen bestreuen und mit dem beiseitegelegten Fenchelgrün garnieren. Sofort servieren.

GUT ZU WISSEN

Der Lachs muss sehr frisch sein. Am besten kaufen Sie ihn am Tag der Zubereitung beim Fischhändler Ihres Vertrauens – in länger gelagertem Fisch bildet sich Histamin. Alternativ können Sie tiefgekühlten Lachs verwenden und im heißen Wasserbad zügig auftauen. Fisch immer gründlich waschen, da Histamin wasserlöslich ist.

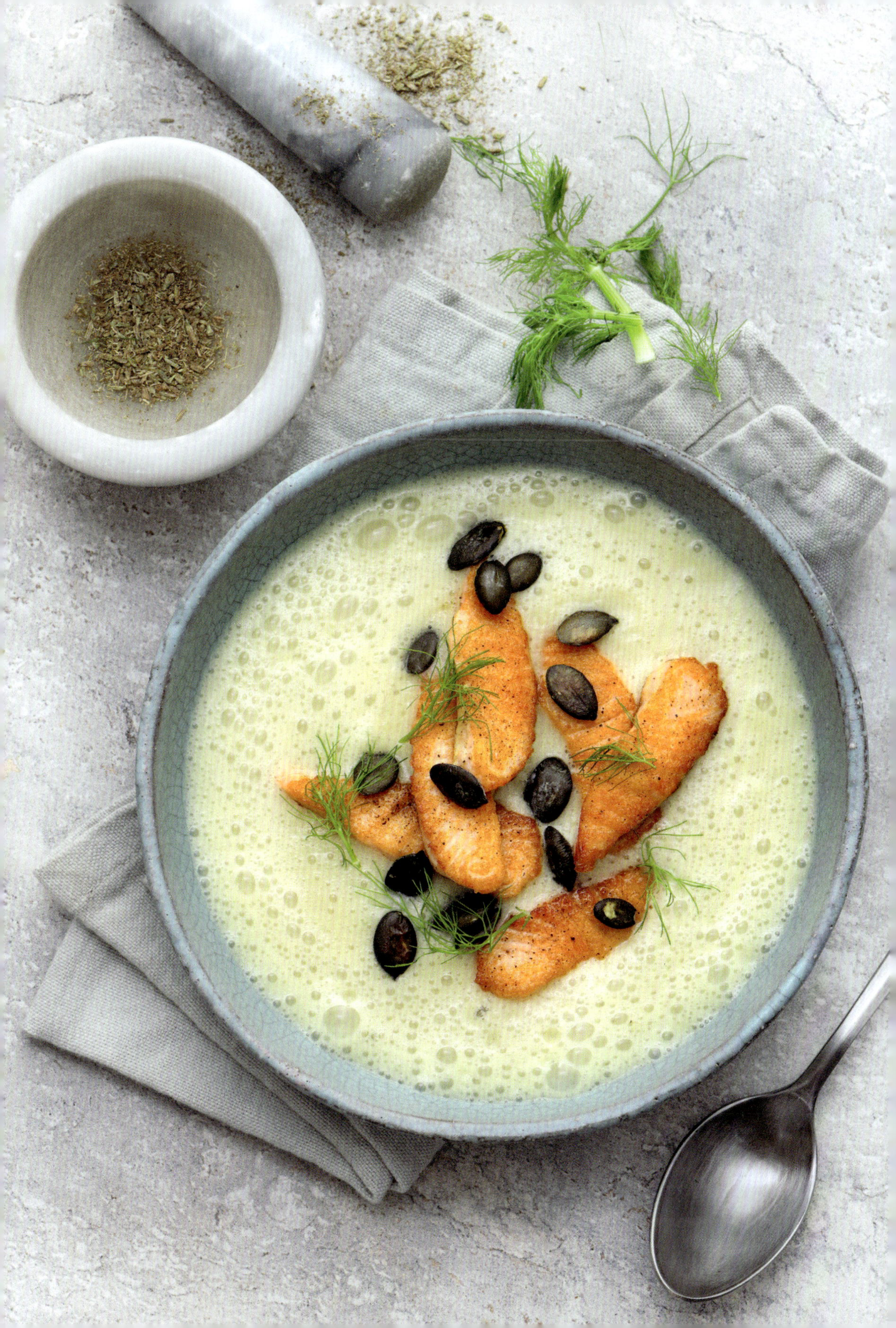

GRÜNES OFENGEMÜSE MIT MOZZARELLA

Für 2 Personen | Zubereitung: 35 Minuten | Garen: 25 Minuten

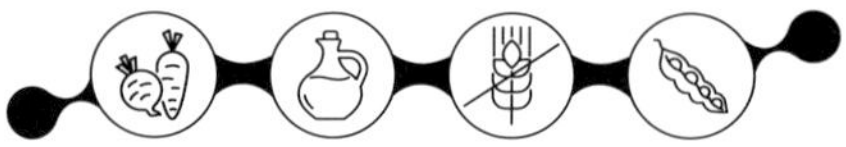

200 g grüner Spargel
250 g Spitzkohl
200 g Brokkoliröschen
1 dünne Stange Lauch (ca. 150 g)
5 Zweige Thymian
2 EL Rapsöl
Salz, Pfeffer
125 g Mini-Mozzarellakugeln
2 EL Kürbiskerne
4 Stiele Basilikum
1 EL Hanf- oder Leinöl

Pro Portion: ca. 480 kcal,
23 g EW, 37 g F, 11 g KH, 9 g BST

- Den Backofen auf 180 °C vorheizen und ein Backblech mit Backpapier belegen. Den Spargel waschen, im unteren Drittel schälen, die holzigen Enden abschneiden. Die Spargelstangen schräg in 3 bis 4 cm lange Stücke schneiden. Den Spitzkohl putzen, waschen und den harten Strunk entfernen, den Kohl in etwa 2 cm breite Streifen schneiden.

- Brokkoliröschen putzen und waschen, größere Röschen kleiner schneiden. Den Lauch putzen, waschen und in etwa 1 cm breite Scheiben schneiden. Den Thymian waschen, trocken tupfen, die Blätter abzupfen und fein hacken.

- Das Rapsöl mit Salz, Pfeffer und Thymian in einer Schüssel mischen und das vorbereitete Gemüse darin gut wenden. Das Gemüse auf dem Blech verteilen und im Ofen auf der mittleren Schiene etwa 25 Minuten rösten, dabei etwa nach der Hälfte der Garzeit wenden.

- Inzwischen den Mozzarella abtropfen lassen und die Kugeln halbieren. Die Kürbiskerne hacken. Mozzarella und Kürbiskerne nach etwa 20 Minuten Garzeit auf dem Ofengemüse verteilen und etwa 5 Minuten mitgaren.

- Das Basilikum waschen, trocken tupfen und die Blätter abzupfen. Das Gemüse aus dem Ofen nehmen und auf Tellern anrichten, mit Hanf- oder Leinöl beträufeln und mit Basilikum garnieren.

GUT ZU WISSEN

Nicht nur Kürbiskerne gelten als histaminarm. Auch das Öl, das aus den gerösteten Kernen des Steirischen Ölkürbisses gewonnen wird, ist in der Regel gut verträglich. Es eignet sich wunderbar zum Verfeinern von Suppen, Salaten und Vorspeisen.

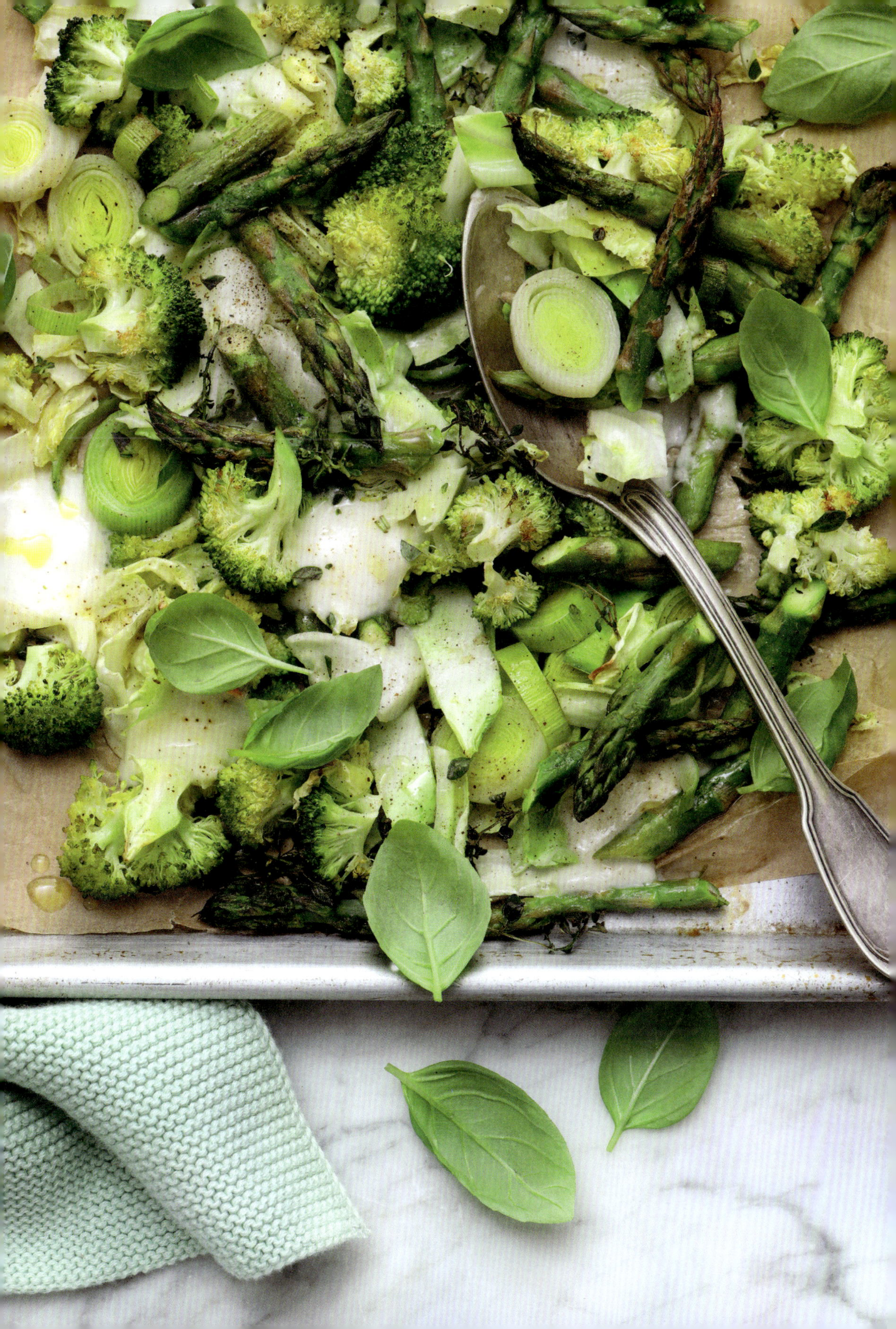

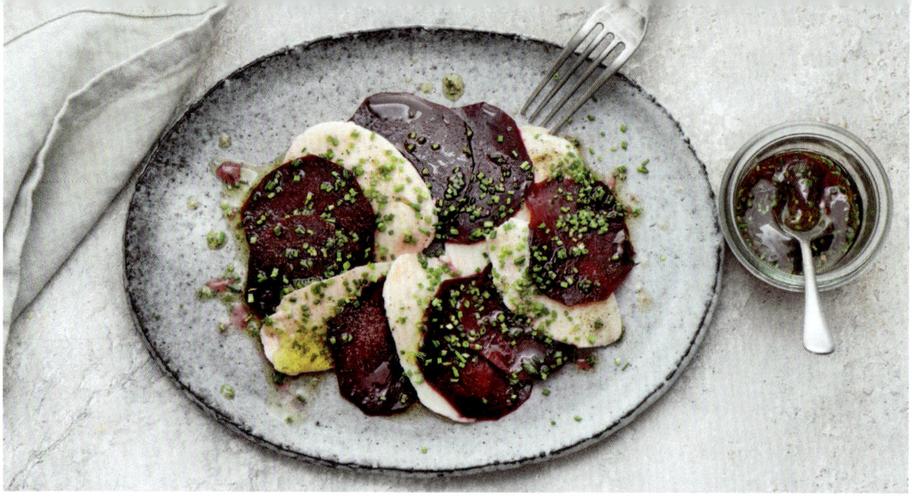

ROTE-BETE-CAPRESE MIT MOZZARELLA

Für 2 Personen | Zubereitung: 25 Minuten | Marinieren: 30 Minuten

250 g Rote Beten
(vorgegart und vakuumiert)
2 EL ungesüßter Cranberrysaft
Salz, Pfeffer
3 EL Olivenöl
1 kleine rote Zwiebel
150 g Mozzarella
¼ Bund Schnittlauch

Pro Portion: ca. 425 kcal,
15 g EW, 34 g F, 13 g KH, 4 g BST

- Die Roten Beten abtropfen lassen und in etwa ½ cm dicke Scheiben schneiden, dabei die Flüssigkeit auffangen (Achtung, die Beten färben ab!). 2 EL Rote-Bete-Flüssigkeit in einer flachen Schale mit Cranberrysaft, Salz und Pfeffer verrühren und das Öl unterschlagen. Die Zwiebel schälen, sehr fein würfeln und untermischen. Die Rote-Bete-Scheiben in der Marinade wenden und darin etwa 30 Minuten ziehen lassen.

- Inzwischen den Mozzarella trocken tupfen und in dünne Scheiben schneiden. Die Rote Bete in einem Sieb abtropfen lassen, dabei die Marinade auffangen. Die Rote-Bete- und Mozzarellascheiben leicht überlappend auf Tellern auslegen.

- Schnittlauch waschen, trocken tupfen und in feine Röllchen schneiden, zwei Drittel der Röllchen unter die Marinade mischen. Rote Bete und Mozzarella mit der Marinade beträufeln und mit dem restlichen Schnittlauch bestreuen.

IDEE ZUM TESTEN

Für einen zusätzlichen Aromakick sorgen 2 TL kleine Kapern. Am besten verwenden Sie in Salzlake eingelegte Bio-Kapern. Die enthalten weniger Histamin und keine Zusätze und sind besser verträglich als in Essig eingelegte.

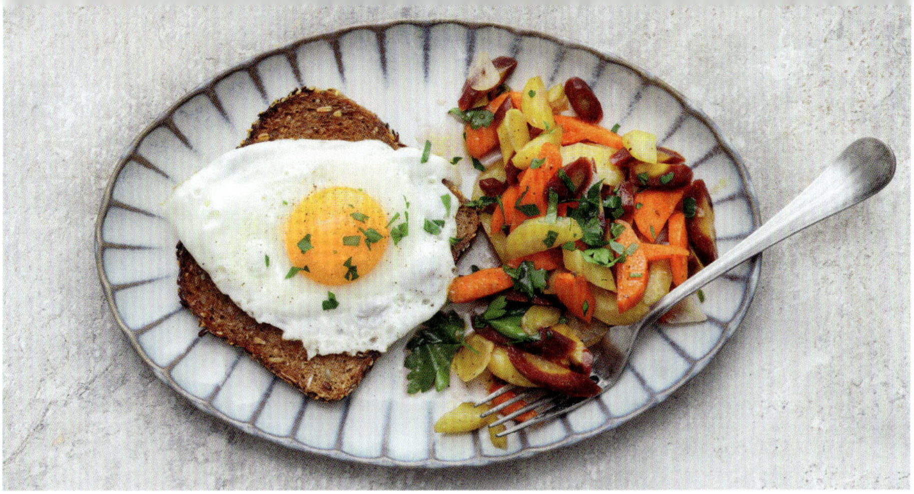

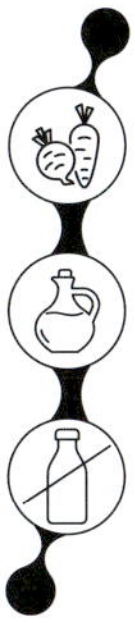

SPIEGELEI MIT INGWERMÖHREN

Für 2 Personen | Zubereitung: 20 Minuten | Marinieren: 30 Minuten

300 g bunte Möhren
15 g Ingwer
1 Knoblauchzehe
3 EL Olivenöl
100 ml Gemüsebrühe (ohne Hefe und Geschmacksverstärker)
1 TL flüssiger Honig
Salz, Pfeffer
1 EL Verjus (Saft aus unreifen Trauben)
2 Scheiben Dinkel-Teff-Brot (à 50 g; siehe Seite 50; oder ein anderes histaminarmes Dinkelvollkornbrot)
2 Eier (Größe M)
4 Stiele Petersilie

Pro Portion: ca. 470 kcal,
14 g EW, 31 g F, 30 g KH, 7 g BST

• Möhren putzen, schälen, längs halbieren und schräg in etwa 4 cm lange Stücke schneiden. Ingwer und Knoblauch schälen und in dünne Scheiben schneiden. In einem Topf 2 EL Öl erhitzen und die Möhren darin bei mittlerer Hitze 2 bis 3 Minuten andünsten. Brühe, Ingwer, Knoblauch und Honig dazugeben, mit Salz und Pfeffer würzen. Mit geschlossenem Deckel bei schwacher Hitze etwa 10 Minuten dünsten. Dann vom Herd nehmen, den Verjus dazugeben und die Möhren im Sud etwa 30 Minuten marinieren.

• Inzwischen die Brotscheiben in einer Pfanne ohne Fett auf jeder Seite etwa 2 Minuten rösten, herausnehmen und auf Teller setzen. Das restliche Öl (1 EL) in der Pfanne erhitzen und die Eier darin bei mittlerer Hitze in etwa 5 Minuten zu Spiegeleiern braten, salzen und pfeffern.

• Petersilie waschen, trocken tupfen, die Blätter abzupfen und grob hacken. Die Spiegeleier auf den gerösteten Brotscheiben anrichten, die Ingwermöhren mitsamt Sud daneben verteilen und zum Servieren mit der Petersilie bestreuen.

MANGOLD-KÄSE-FRITTATA MIT RADICCHIOSALAT

Für 2 Personen | Zubereitung: 35 Minuten

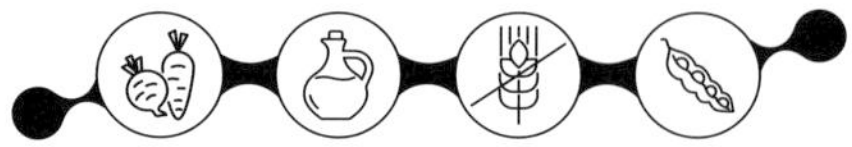

250 g Mangold
2 Frühlingszwiebeln
1 Knoblauchzehe
50 g Butterkäse (45 % Fett i. Tr.)
3 EL Olivenöl
4 Eier (Größe M)
3 EL ungesüßter Haferdrink
Salz, Pfeffer
frisch geriebene Muskatnuss
100 g Radicchio
1 EL Verjus (Saft aus unreifen Trauben)
1 TL flüssiger Honig
½ Beet Gartenkresse

Pro Portion: ca. 470 kcal,
23 g EW, 36 g F, 10 g KH, 5 g BST

- Den Mangold putzen und waschen, die Stiele in kleine Würfel schneiden die Blätter grob hacken. Die Frühlingszwiebeln putzen, waschen und in dünne Ringe schneiden. Den Knoblauch schälen und fein würfeln. Den Käse fein reiben.

- In einer großen beschichteten Pfanne 1 EL Öl erhitzen und Mangoldstiele, Frühlingszwiebeln und Knoblauch darin bei mittlerer Hitze 3 bis 4 Minuten andünsten, dabei ab und zu umrühren. Danach die Mangoldblätter dazugeben und in etwa 2 Minuten zusammenfallen lassen.

- Inzwischen die Eier mit dem Haferdrink, Salz, Pfeffer und Muskatnuss verquirlen. Die Eiermasse über den Mangold-Mix geben und bei schwacher bis mittlerer Hitze 4 bis 5 Minuten stocken lassen. Den Käse darüberstreuen und die Frittata dann mit geschlossenem Deckel noch 2 bis 3 Minuten garen, bis der Käse geschmolzen ist.

- Währenddessen den Radicchio putzen, waschen und in etwa ½ cm dicke Streifen schneiden. Für das Dressing den Verjus mit 2 EL Wasser, Salz, Pfeffer, Honig und dem übrigen Öl (2 EL) in einer Salatschüssel gut verrühren. Den Radicchio hinzufügen und untermischen.

- Die Frittata in Stücke schneiden und auf Tellern anrichten. Den Salat danebensetzen und mit der Kresse bestreuen.

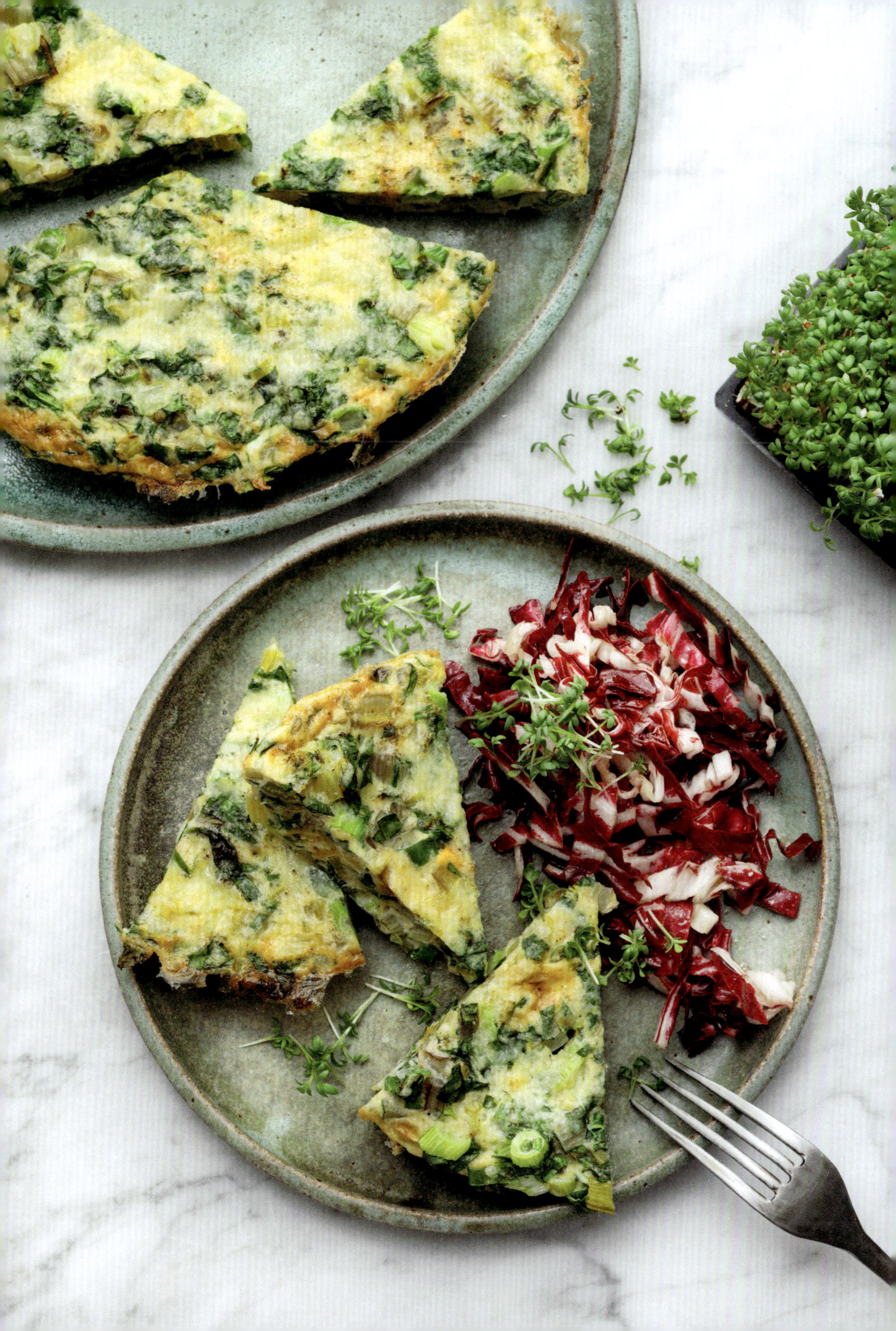

BROKKOLI-KÄSE-RÖLLCHEN MIT DIP

Für 2 Personen | Zubereitung: 35 Minuten | Garen: 20 Minuten

250 g Brokkoli
Salz
1 kleine Zwiebel
50 g junger Gouda (45 % Fett i. Tr.)
1 Ei (Größe M)
2 EL Vollkorn-Paniermehl
Pfeffer
¼ TL edelsüßes Paprikapulver
150 g rote Spitzpaprikaschote
2 EL mildes Ajvar
2 TL Verjus (Saft aus unreifen Trauben)

Pro Portion: ca. 230 kcal,
14 g EW, 12 g F, 12 g KH, 5 g BST

- Den Brokkoli putzen, waschen und in Röschen teilen, den Strunk schälen und klein würfeln. Röschen und Strunk in einem Topf in kochendem Salzwasser etwa 3 Minuten blanchieren, dann in ein Sieb abgießen, kalt abschrecken und abtropfen lassen, anschließend kleiner hacken.

- Den Backofen auf 200 °C vorheizen und ein Backblech mit Backpapier belegen. Die Zwiebel schälen und in feine Würfel schneiden. Den Käse reiben. Zwiebel und Käse in einer Schüssel mit Brokkoli, Ei und Paniermehl gut mischen. Die Masse mit Salz, Pfeffer und Paprikapulver würzen.

- Aus der Brokkolimasse mit leicht angefeuchteten Händen 10 etwa 6 cm lange Rollen (mit 2–3 cm Durchmesser) formen und nebeneinander auf das Blech setzen. Im Ofen auf der mittleren Schiene etwa 20 Minuten garen.

- In der Zwischenzeit die Spitzpaprikaschote längs halbieren, putzen, waschen und klein würfeln. Mit dem Ajvar in einen hohen Rührbecher geben und alles mit dem Stabmixer fein pürieren. Den Dip mit Salz, Pfeffer und Verjus abschmecken.

- Die Brokkoli-Röllchen aus dem Ofen nehmen und mit dem Paprikadip auf Tellern anrichten.

VERTRÄGLICHKEITS-CHECK

Ajvar ist eine Art Paprikamus und bietet eine gute Alternative zu Tomatenmark. Meist wird es gut vertragen, sofern es neben Paprika weder Essig noch Auberginen enthält, die bei Histaminüberschuss kritisch sind. Probieren Sie ein gekauftes Produkt daher vorsichtig! Bei Symptomen können Sie auf Paprikamark umsteigen.

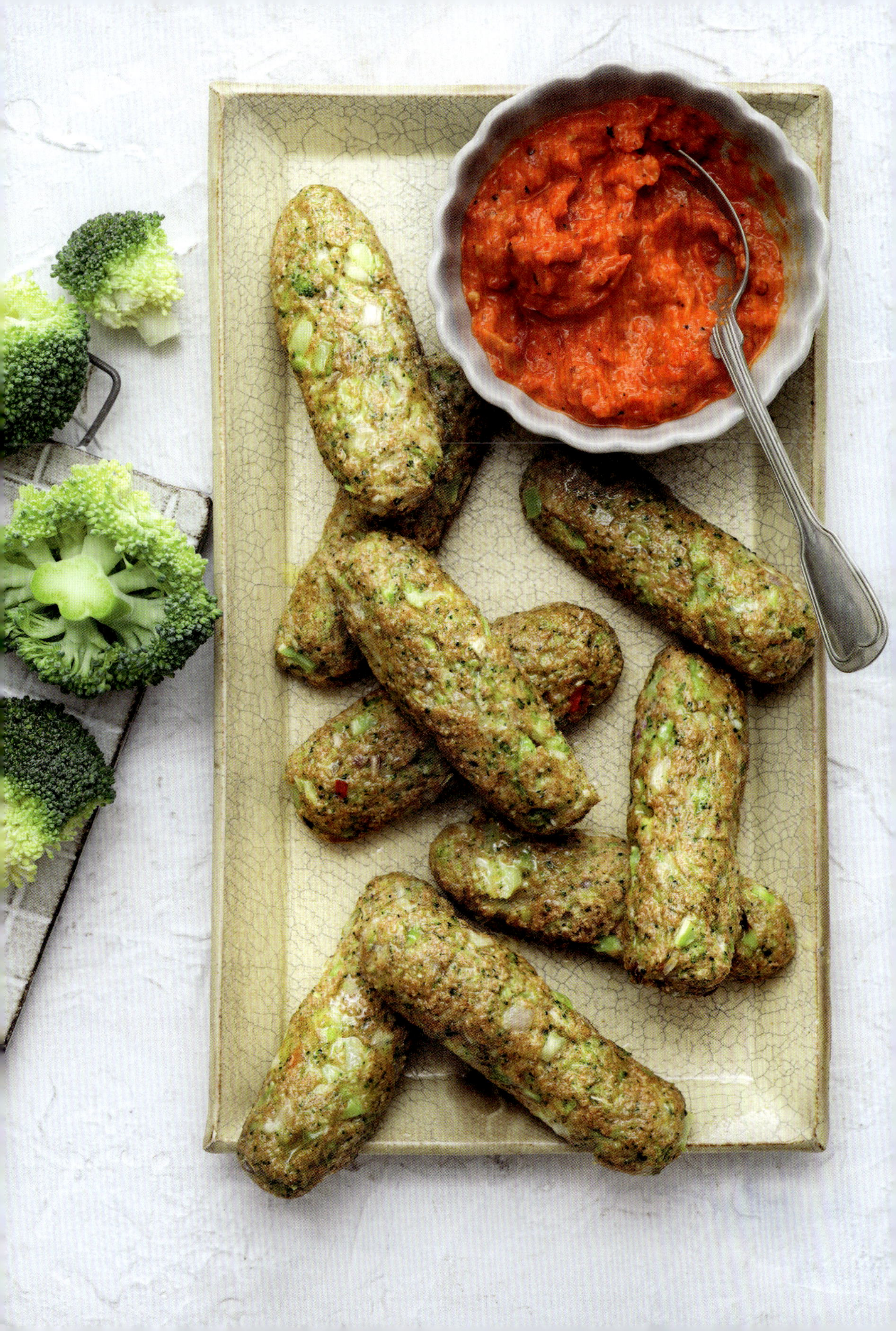

KARTOFFEL-WEDGES MIT MOJO VERDE

Für 2 Personen | Zubereitung: 35 Minuten | Garen: 30 Minuten

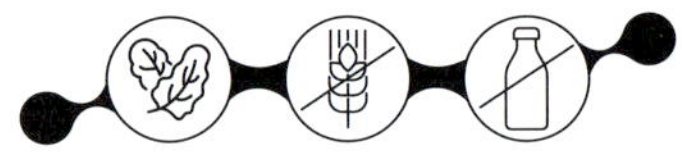

4 EL Olivenöl
Salz, Pfeffer
¼ TL edelsüßes Paprikapulver
¼ TL gemahlener Koriander
400 g kleine festkochende Kartoffeln (z. B. Drillinge)
½ grüne Paprikaschote (ca. 125 g)
1 Knoblauchzehe
10 Stiele Koriandergrün
3 Stiele Petersilie
1 EL Verjus (Saft aus unreifen Trauben)
¼ TL gemahlener Kreuzkümmel

Pro Portion: ca. 390 kcal,
5 g EW, 24 g F, 34 g KH, 4 g BST

- Den Backofen mit einem Backblech auf der mittleren Schiene auf 200 °C vorheizen. In einer Schüssel 2 EL Öl, Salz, Pfeffer, Paprika- und Korianderpulver verrühren. Die Kartoffeln mit der Gemüsebürste gut waschen, abtrocknen, längs in Spalten schneiden und mit dem Würzöl mischen.

- Das Blech aus dem Ofen nehmen, mit Backpapier belegen und die Kartoffelspalten darauf verteilen. Im Ofen auf der mittleren Schiene etwa 30 Minuten garen.

- Inzwischen die Paprikahälfte mit dem Sparschäler schälen, dann putzen und grob in Stücke schneiden. Den Knoblauch schälen und fein würfeln. Koriandergrün und Petersilie waschen, trocken tupfen, die Blätter abzupfen und fein hacken.

- Paprikastücke, Knoblauch, Kräuter, Verjus und Kreuzkümmel mit dem restlichen Öl (2 EL) in einem hohen Rührbecher mit dem Stabmixer fein pürieren. Den Mojo verde mit Salz und Pfeffer abschmecken.

- Kartoffelspalten aus dem Ofen nehmen und mit dem Mojo verde servieren.

VERTRÄGLICHKEITS-CHECK

Kreuzkümmel, auch Cumin genannt, zählt zu den Histaminliberatoren (siehe Seite 12) – bei HÜS-Betroffenen können Symptome auftreten. Testen Sie Kreuzkümmel daher vorsichtig sowie fein dosiert und ersetzen Sie das Gewürz bei Unverträglichkeit durch gemahlenen Koriander. Der ist histaminarm und gut verträglich.

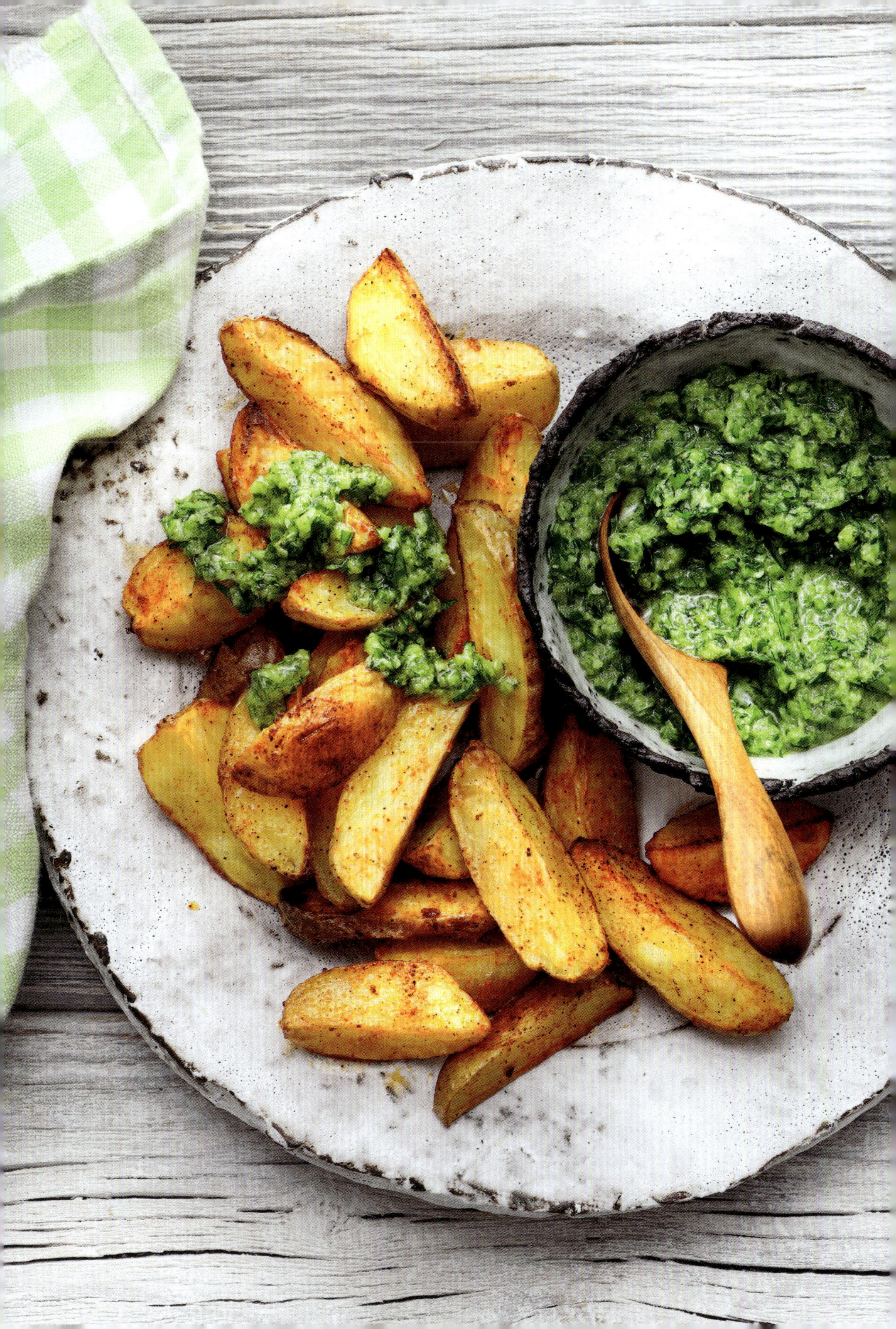

FRÜHLINGSGEMÜSE MIT KRÄUTERDIP

Für 2 Personen | Zubereitung: 45 Minuten

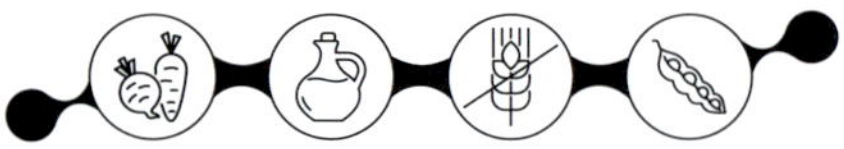

50 g gemischte Kräuter
(z. B. Basilikum, Estragon, Petersilie)
3 Schalotten
250 g Speisequark (20 % Fett i. Tr.)
2 EL Mineralwasser (mit Kohlensäure)
Salz, Pfeffer
2 TL Verjus (Saft aus unreifen Trauben)
500 g Frühkartoffeln
200 g grüner Spargel
2 kleine junge Rote Beten (à ca. 100 g)
1 zarter Kohlrabi (ca. 250 g)
2 Möhren (ca. 150 g)
2 EL Leinöl

Pro Portion: ca. 560 kcal,
27 g EW, 19 g F, 61 g KH, 11 g BST

• Für den Dip die Kräuter waschen, trocken tupfen, Blätter abzupfen und fein hacken. 1 Schalotte schälen und fein würfeln. Quark und Mineralwasser glatt rühren, Kräuter und Schalotte untermischen, mit Salz, Pfeffer und Verjus würzen.

• Die Kartoffeln mit der Gemüsebürste gründlich waschen und in einem Topf mit Salzwasser bedeckt in 20 bis 25 Minuten weich garen. Inzwischen den Spargel waschen, im unteren Drittel schälen und holzige Enden abschneiden. Die Stangen jeweils quer halbieren. Rote Beten putzen, schälen und achteln. Kohlrabi, Möhren und übrige Schalotten putzen und schälen. Kohlrabi und Schalotten in Spalten schneiden, Möhren quer halbieren.

• In einem Topf etwa 2 cm hoch Salzwasser aufkochen. Gemüse und Schalotten in einem passenden Dämpfeinsatz verteilen, leicht salzen und pfeffern. Den Einsatz in den Topf stellen und das Gemüse mit geschlossenem Deckel bei mittlerer Hitze in 20 bis 25 Minuten bissfest dämpfen. Das Gemüse mit den Kartoffeln auf Tellern anrichten und mit jeweils 1 EL Leinöl beträufeln. Den Kräuterdip dazu reichen.

VERTRÄGLICHKEITS-CHECK

Falls Sie empfindlich auf Kohlrabi reagieren, können Sie das Gemüse auch mit 200 g Brokkoliröschen zubereiten. Kräuter wie Basilikum, Estragon und Petersilie sind meist gut verträglich, Bärlauch, Dill und Schnittlauch sind jedoch Grenzfälle. Wer sie verwenden möchte, sollte seine individuelle Toleranzschwelle bei den einzelnen Kräutern nach und nach austesten.

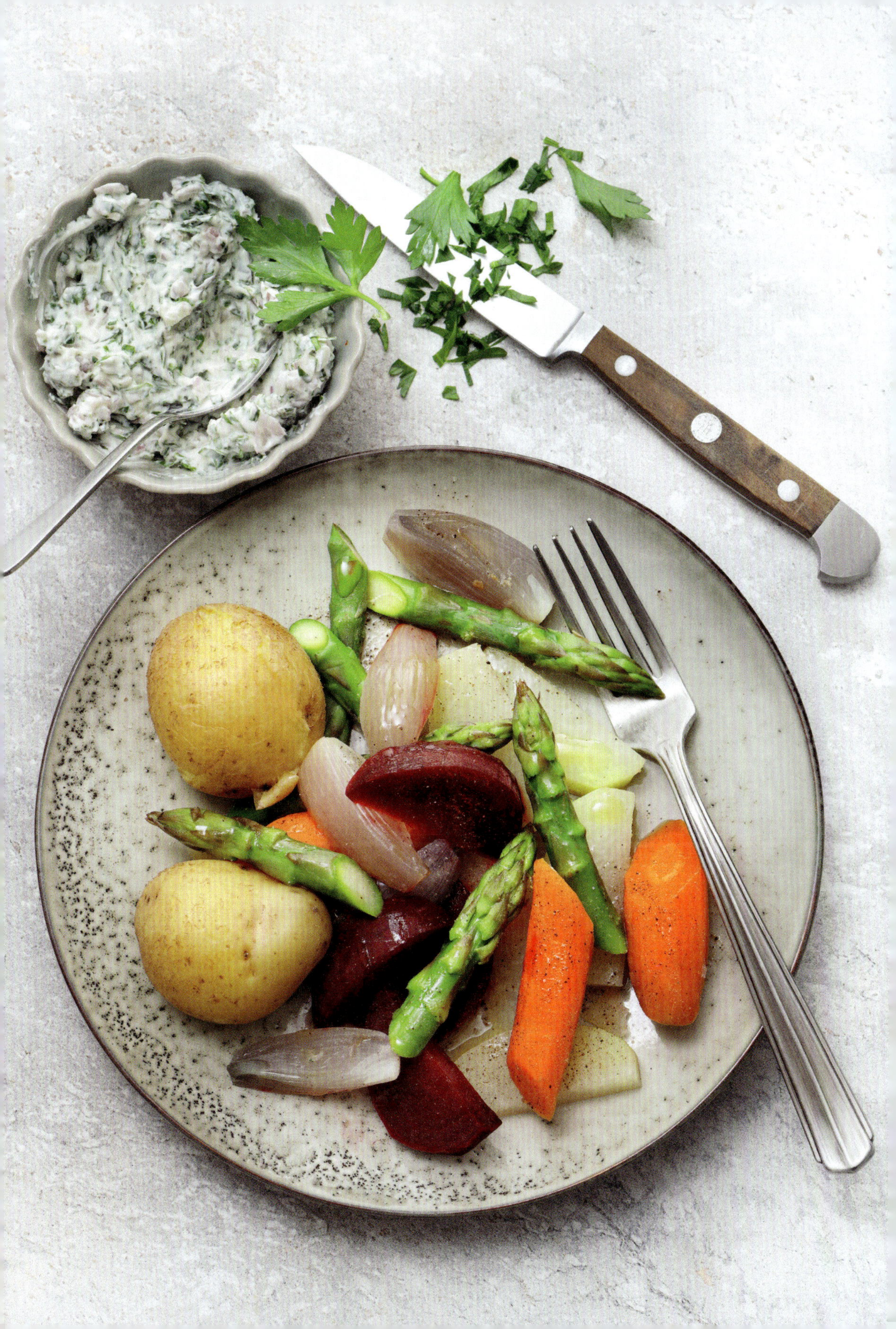

ZUCCHINI-MÖHREN-BRATLINGE MIT FELDSALAT

Für 2 Personen | Zubereitung: 50 Minuten | Backen: 30 Minuten

1 große Möhre (ca. 100 g)
1 kleine Zucchini (ca. 150 g)
1 vorwiegend festkochende Kartoffel (ca. 100 g)
Salz
1 Schalotte
4 Stiele Petersilie
1 Ei (Größe M)
2 EL zarte Haferflocken
Pfeffer
3 EL Olivenöl
100 g Feldsalat
2 EL Verjus (Saft aus unreifen Trauben)
100 g säuerlicher Apfel (z. B. Elstar)
125 g Speisequark (20 % Fett i. Tr.)

Pro Portion: ca. 410 kcal,
16 g EW, 25 g F, 26 g KH, 5 g BST

- Möhre, Zucchini und Kartoffel putzen und waschen bzw. schälen. Möhre und Zucchini auf der Gemüsereibe grob, die Kartoffel fein raspeln. Die vorbereiteten Zutaten in einer Schüssel mit etwas Salz mischen und etwa 10 Minuten ziehen lassen. Danach in ein sauberes Küchentuch geben und gründlich auspressen.

- Die Schalotte schälen und in feine Würfel schneiden. Petersilie waschen, trocken tupfen, die Blätter abzupfen und hacken. In einer Schüssel den Gemüse-Kartoffel-Mix mit Schalotte, Ei, Haferflocken und Petersilie mischen, salzen und pfeffern.

- Den Backofen auf 190 °C vorheizen. Ein Backblech mit Backpapier belegen. Aus der Gemüsemasse mit leicht angefeuchteten Händen 6 Bratlinge formen und auf das Blech setzen. Die Bratlinge mit 1 EL Öl bestreichen und im Ofen auf der mittleren Schiene 25 bis 30 Minuten backen.

- Inzwischen den Feldsalat verlesen, waschen und trocken schütteln, grobe Stiele entfernen. Für das Dressing Verjus, 2 EL Wasser, Salz und Pfeffer verrühren und das übrige Öl (2 EL) unterschlagen. Den Apfel waschen, entkernen, in kleine Würfel schneiden und unter das Dressing mischen. Den Feldsalat unterheben.

- Die Bratlinge aus dem Ofen nehmen und mit dem Feldsalat auf Tellern anrichten. Den Quark mit 1 EL Wasser cremig rühren und dazu servieren.

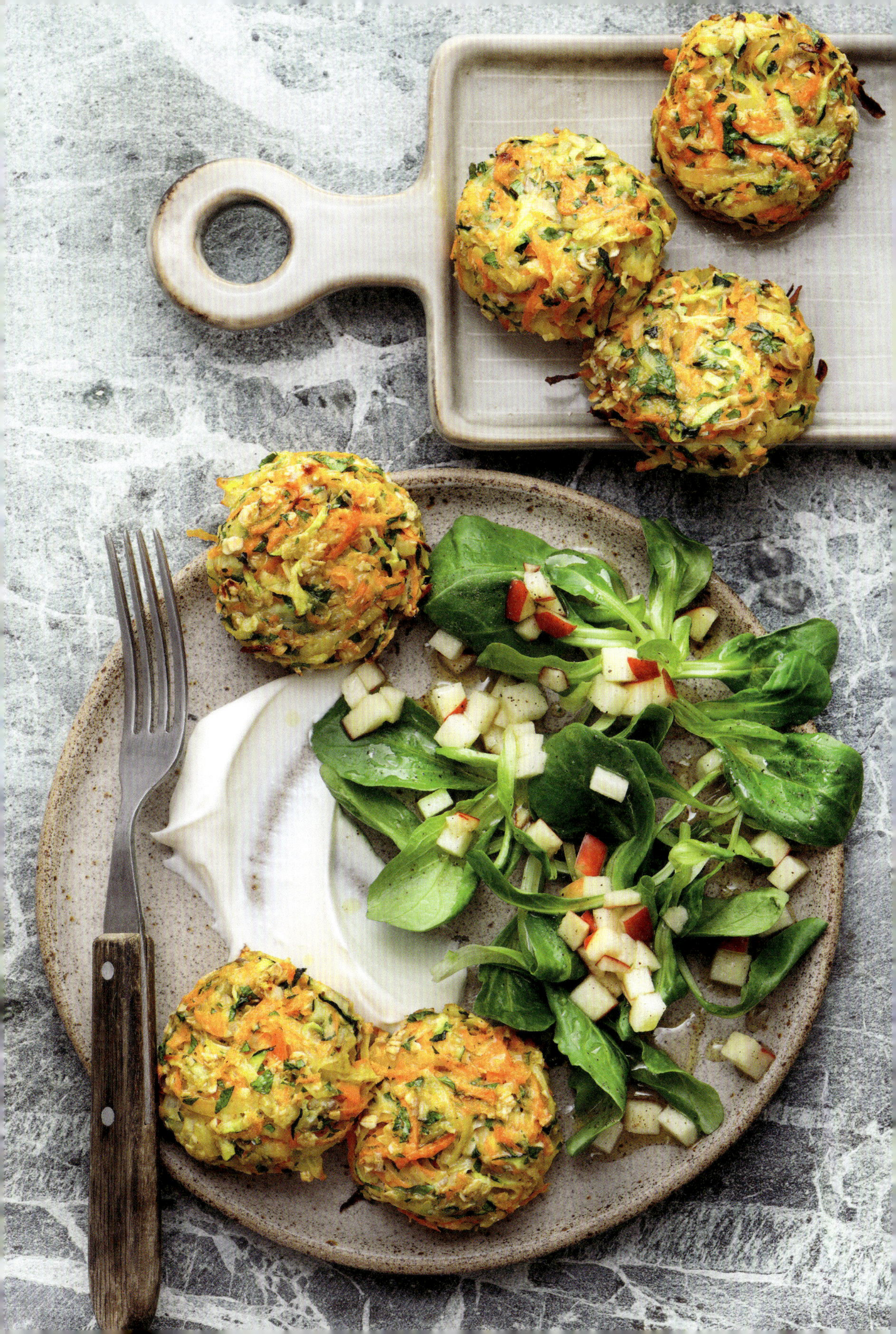

KÜRBIS-GEMÜSE-EINTOPF MIT DINKEL

Für 2 Personen | Zubereitung: 30 Minuten

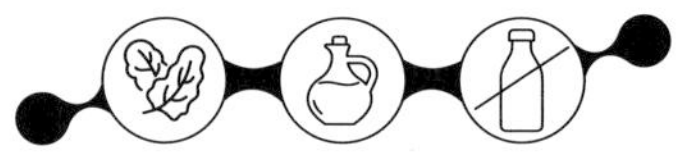

1 weiße Zwiebel
1 Knoblauchzehe
300 g Hokkaidokürbis
1 Stange Staudensellerie
1 Stange Lauch (ca. 200 g)
1 Möhre
100 g Brokkoliröschen
2 Stiele Salbei
2 EL Olivenöl
125 g Zartdinkel (z. B. Dinkel-wie-Reis)
1 Lorbeerblatt
¾ l vegane Gemüsebrühe (ohne Hefe und Geschmacksverstärker)
Salz, Pfeffer
½ TL edelsüßes Paprikapulver
4 Paranusskerne
2 EL gehackte Petersilie

Pro Portion: ca. 550 kcal,
18 g EW, 26 g F, 53 g KH, 16 g BST

- Zwiebel und Knoblauch schälen und fein würfeln. Den Kürbis waschen und die Kerne mit einem Löffel entfernen, das Kürbisfleisch etwa 1 cm groß würfeln.

- Sellerie, Lauch und Möhre putzen und waschen bzw. schälen. Sellerie und Möhre in dünne Scheiben, den Lauch schräg in dünne Scheiben schneiden. Den Brokkoli putzen und waschen, größere Röschen kleiner schneiden. Den Salbei waschen, trocken tupfen und die Blätter abzupfen.

- Zwiebel und Knoblauch mit Kürbis, Sellerie und Möhre in einem großen Topf im Öl bei mittlerer Hitze etwa 3 Minuten anbraten. Dinkel, Salbei und Lorbeer hinzufügen, die Brühe dazugießen und alles einmal aufkochen. Danach den Eintopf mit geschlossenem Deckel bei schwacher Hitze etwa 15 Minuten köcheln lassen.

- Den Eintopf mit Salz, Pfeffer und Paprikapulver würzen. Lauch und Brokkoli unterrühren und alles bei schwacher Hitze etwa 5 Minuten garen. Falls nötig, bis zu 50 ml Wasser untermischen. Die Paranüsse fein hacken und mit der Petersilie mischen. Den Eintopf in tiefen Tellern anrichten und mit dem Nuss-Mix bestreuen. Dazu passt histaminarmes Vollkornbrot.

GUT ZU WISSEN

Wer an einer Glutenintoleranz oder an Zöliakie leidet, sollte darauf achten, glutenfreie Gemüsebrühe zu verwenden. Zu erkennen sind unbedenkliche Brühpulver an der durchgestrichenen Ähre auf der Verpackung.

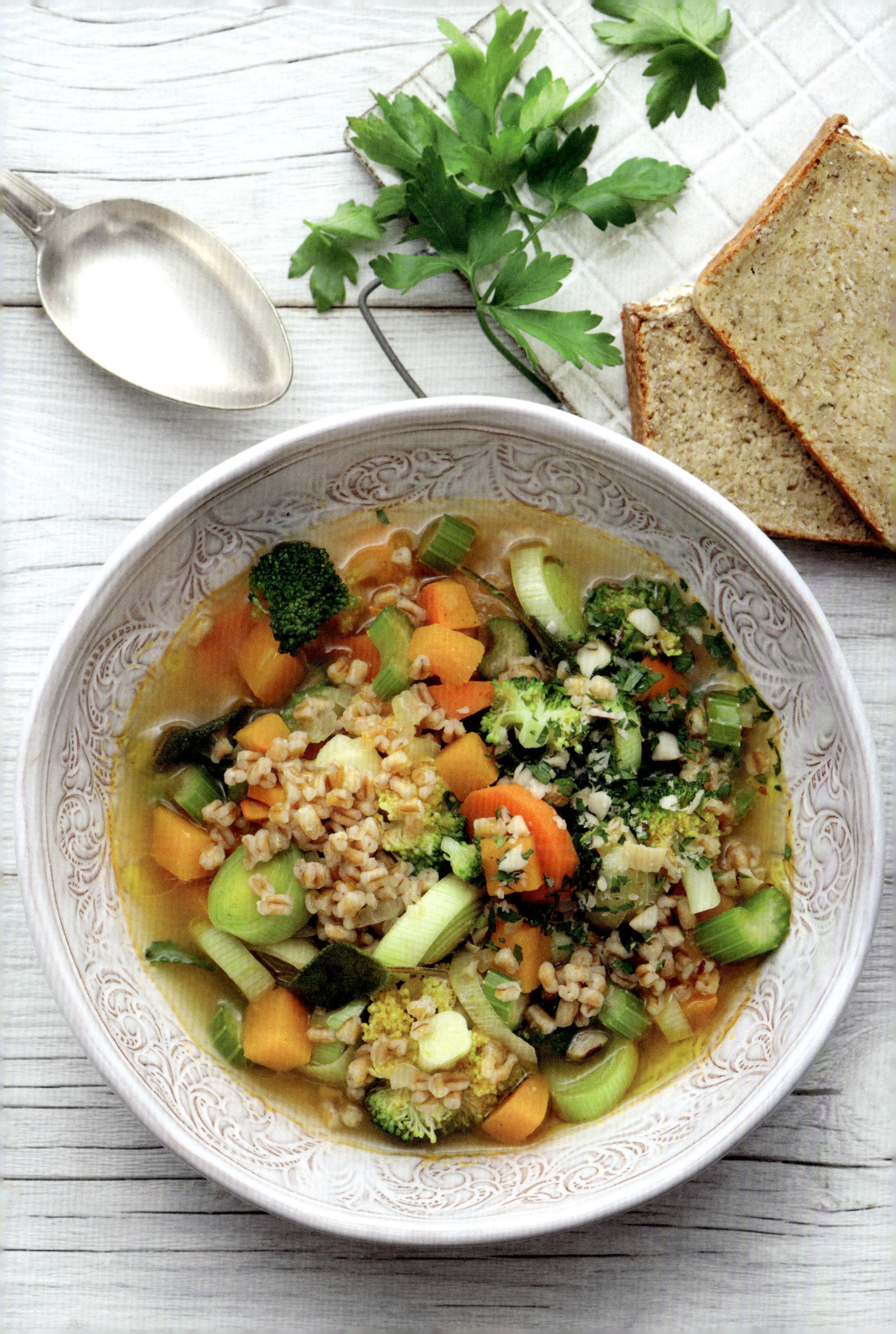

FENCHEL-PAPRIKA-NUDELN MIT KÄSE

Für 2 Personen | Zubereitung: 25 Minuten

180 g Vollkornbandnudeln
Salz
1 kleine rote Zwiebel
1 Fenchel (ca. 300 g; mit Grün)
1 kleine rote Paprikaschote
100 g Zuckerschoten
1 Knoblauchzehe
60 g junger Gouda (45 % Fett i. Tr.)
2 EL Olivenöl
1 TL Fenchelsamen
Pfeffer
2 Stiele Basilikum

Pro Portion: ca. 620 kcal,
24 g EW, 24 g F, 68 g KH, 17 g BST

• Nudeln in reichlich kochendem Salzwasser nach Packungsanweisung bissfest garen.

• Zwiebel schälen, halbieren und in feine Scheiben schneiden. Den Fenchel putzen, waschen und vierteln, den harten Strunk entfernen, das zarte Grün beiseitelegen. Den Fenchel in dünne Streifen schneiden. Paprika vierteln, putzen, waschen und in etwa 2 große Würfel schneiden. Zuckerschoten verlesen, waschen und schräg halbieren. Knoblauch schälen und in feine Würfel schneiden. Den Gouda reiben.

• Zwiebel, Fenchel und Paprika in einer großen beschichteten Pfanne im Öl bei mittlerer Hitze etwa 3 Minuten anbraten. Zuckerschoten und Knoblauch dazugeben und kurz mitbraten. Die Fenchelsamen im Mörser zerdrücken und zum Gemüse geben, das Gemüse salzen und pfeffern.

• Nudeln in ein Sieb abgießen und abtropfen lassen, dabei etwa 125 ml Kochwasser auffangen. Nudeln und Kochwasser zu dem Gemüse in die Pfanne geben und alles bei schwacher Hitze noch 2 bis 3 Minuten ziehen lassen. Das Basilikum waschen, trocken tupfen und die Blätter abzupfen. Das Fenchelgrün grob hacken. Die Nudeln in tiefen Tellern anrichten und den Käse darüberstreuen. Mit Basilikum und Fenchelgrün garnieren.

IDEE ZUM TESTEN

Im Gemüse-Sugo können Sie die Paprikaschote durch 150 g halbierte Cocktailtomaten ersetzen –vorher die Verträglichkeit testen! Ebenso passt statt Gouda frisch geriebener Parmesan oder Grana padano – auch hier bitte die individuelle Verträglichkeit prüfen.

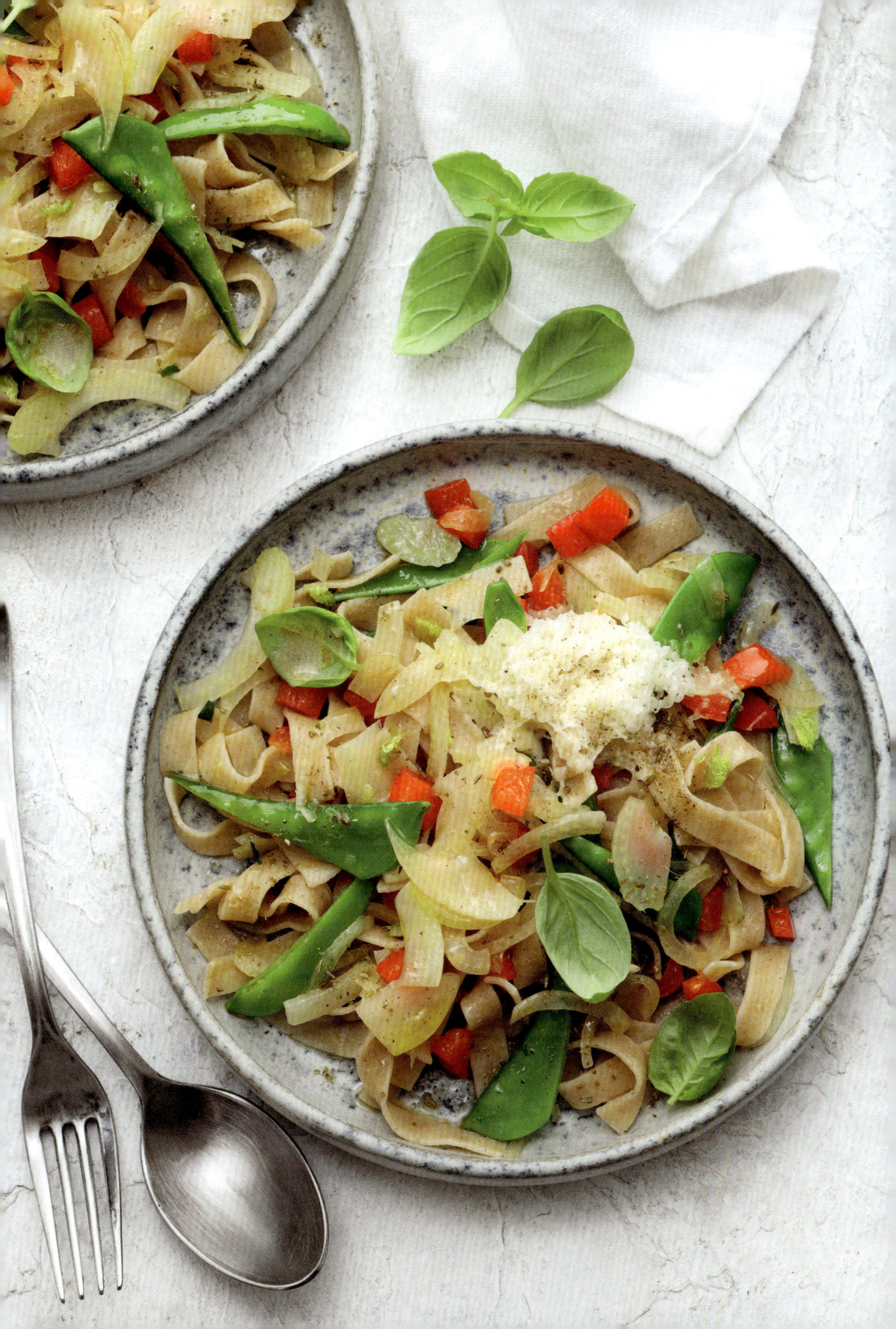

SPAGHETTI MIT KÜRBIS-ROSMARIN-SAUCE

Für 2 Personen | Zubereitung: 40 Minuten

150 g Vollkorndinkelspaghetti
Salz
2 EL Kürbiskerne
350 g Hokkaidokürbis
1 rote Zwiebel
1 Knoblauchzehe
1 Zweig Rosmarin
2 EL Olivenöl
Pfeffer
2 Msp. edelsüßes Paprikapulver
150 ml Gemüsebrühe (ohne Hefe und Geschmacksverstärker)
6 Stiele Petersilie
50 g Sahne

Pro Portion: ca. 575 kcal,
16 g EW, 28 g F, 58 g KH, 14 g BST

- Die Nudeln in reichlich kochendem Salzwasser nach Packungsanweisung bissfest garen.

- Die Kürbiskerne in einer Pfanne ohne Fett hell rösten, vom Herd nehmen und etwas abkühlen lassen. Inzwischen den Kürbis waschen, die Kerne mit einem Löffel entfernen und das Kürbisfruchtfleisch in etwa 1 cm große Würfel schneiden. Die Zwiebel und den Knoblauch schälen und fein würfeln. Rosmarin waschen, trocken tupfen, Nadeln abzupfen und fein hacken.

- Kürbis, Zwiebel und Knoblauch in einem Topf im Öl bei mittlerer Hitze etwa 3 Minuten andünsten. Mit Rosmarin, Salz, Pfeffer und Paprikapulver würzen. Die Brühe angießen und alles kurz aufkochen, danach mit geschlossenem Deckel bei mittlerer Hitze 7 bis 8 Minuten garen. Die Petersilie waschen, trocken tupfen, die Blätter abzupfen und fein hacken.

- Vom Kürbis-Mix etwa ein Drittel abnehmen und beiseitestellen, den Rest mit der Sahne im Topf mit dem Stabmixer pürieren. Die Kürbissauce mit Salz und Pfeffer abschmecken. Die Nudeln in ein Sieb abgießen und gut abtropfen lassen, mit dem beiseitegestellten Kürbis mischen und auf Tellern anrichten. Die Kürbissauce darauf verteilen und alles mit Kürbiskernen und Petersilie bestreuen.

GUT ZU WISSEN

Hokkaidokürbis ist wegen seines geringen Histamingehalts meist gut verträglich. Achten Sie beim Einkauf auf frische Bio-Ware! Eine längere Lagerung kann zu einer erhöhten Histaminbildung führen. Übrig gebliebenen Kürbis können Sie roh einfrieren.

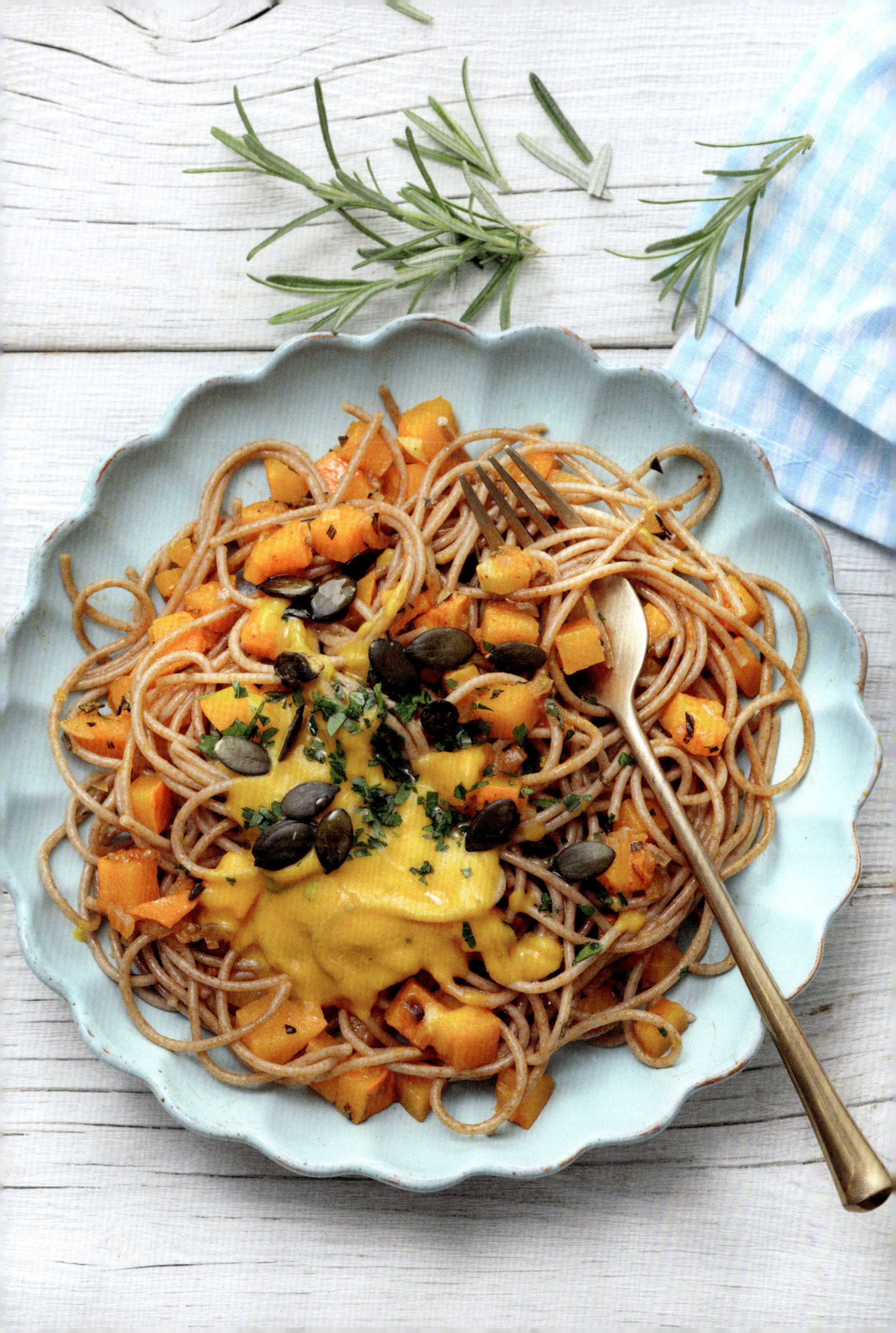

ROSENKOHL-PASTA MIT RICOTTA

Für 2 Personen | Zubereitung: 30 Minuten

350 g Rosenkohl
(ersatzweise tiefgekühlt und aufgetaut)
160 g kurze Vollkorndinkelnudeln
(z. B. Spiralen, Hörnchen)
Salz
30 g Macadamianusskerne (ungesalzen)
¼ Bund Petersilie
150 g Ricotta (45 % Fett i. Tr.)
1 EL Olivenöl
Pfeffer
1 Msp. frisch geriebene Muskatnuss

Pro Portion: ca. 620 kcal,
24 g EW, 29 g F, 58 g KH, 17 g BST

- Den Rosenkohl putzen und die äußeren Blätter entfernen. Die Köpfe waschen und halbieren.

- Nudeln in reichlich kochendem Salzwasser nach Packungsanweisung bissfest garen. Etwa 6 Minuten vor Ende der Garzeit den Rosenkohl zu den Nudeln geben, alles nochmals aufkochen und fertig garen.

- Währenddessen die Macadamianüsse in einer Pfanne ohne Fett hell rösten, vom Herd nehmen und etwas abkühlen lassen, anschließend grob hacken. Die Petersilie waschen, trocken tupfen, die Blätter abzupfen und fein hacken.

- Den Rosenkohl-Nudel-Mix in ein Sieb abgießen und abtropfen lassen, dabei etwa 100 ml Nudelkochwasser auffangen. Ricotta in einer vorgewärmten Schüssel mit dem aufgefangenen Nudelkochwasser und dem Öl cremig verrühren.

- Die Petersilie unter den Pasta-Mix rühren und alles mit Salz, Pfeffer und Muskatnuss abschmecken. Die Rosenkohl-Pasta mit der Ricottasauce mischen, auf Tellern anrichten und mit den Nüssen bestreuen.

VERTRÄGLICHKEITS-CHECK

Nicht jeder verträgt Rosenkohl. Testen Sie ihn daher vorsichtig in kleinen Mengen! Gegebenenfalls sind Blumenkohl oder Brokkoli ein guter Ersatz.

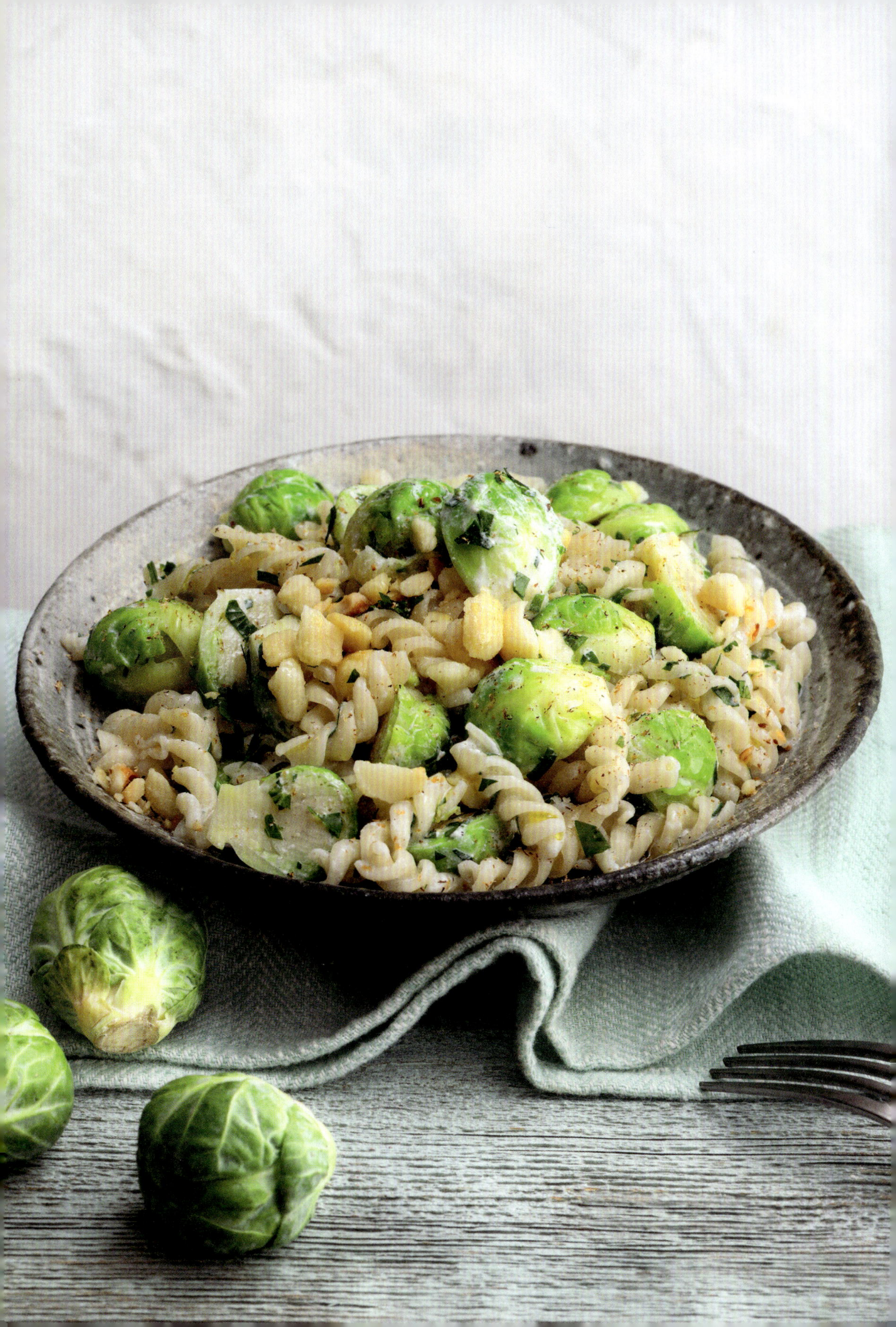

MANGOLD-KÄSE-QUARKSPÄTZLE

Für 2 Personen | Zubereitung: 30 Minuten | Quellen: 30 Minuten

150 g Vollkorndinkelmehl
Salz
125 g Magerquark
100 ml ungesüßter Haferdrink
2 Eier (Größe M)
250 g Mangold
100 g junger Gouda (45 % Fett i. Tr.)
1 EL Butter
Pfeffer
½ Bund gehackte Petersilie

Pro Portion: ca. 680 kcal,
37 g EW, 32 g F, 55 g KH, 10 g BST

- Für den Spätzleteig das Mehl in einer Rührschüssel mit 1 TL Salz mischen. Quark, Haferdrink und Eier verquirlen und unter den Mehl-Mix rühren. Den Spätzleteig abdecken und bei Zimmertemperatur etwa 30 Minuten quellen lassen.

- Währenddessen den Mangold putzen, waschen und die Stiele quer in etwa ½ cm breite Streifen, die Blätter in grobe Stücke schneiden. Den Käse grob raspeln.

- In einem großen Topf reichlich Salzwasser aufkochen, den Teig portionsweise durch die Spätzlepresse ins kochende Wasser drücken. Die Mangoldstiele und -blätter dazugeben und alles aufkochen.

- Den Spätzle-Mangold-Mix in ein Sieb abgießen, kurz abtropfen lassen und zurück in den Topf geben. Käse und Butter unterrühren und alles salzen und pfeffern. Die Mangold-Spätzle in tiefen Tellern anrichten und mit der Petersilie bestreuen.

IDEE ZUM TESTEN

Wer mag, kann die Mangold-Käse-Spätzle noch mit gebratenen frischen Pilzen wie Austernpilzen oder Kräuterseitlingen verfeinern. Sie sind meist gut verträglich – am besten vorsichtig testen! Unbedingt meiden sollten Sie Champignons, Pfifferlinge und Steinpilze, die bei einem Histaminüberschuss als kritisch eingestuft werden.

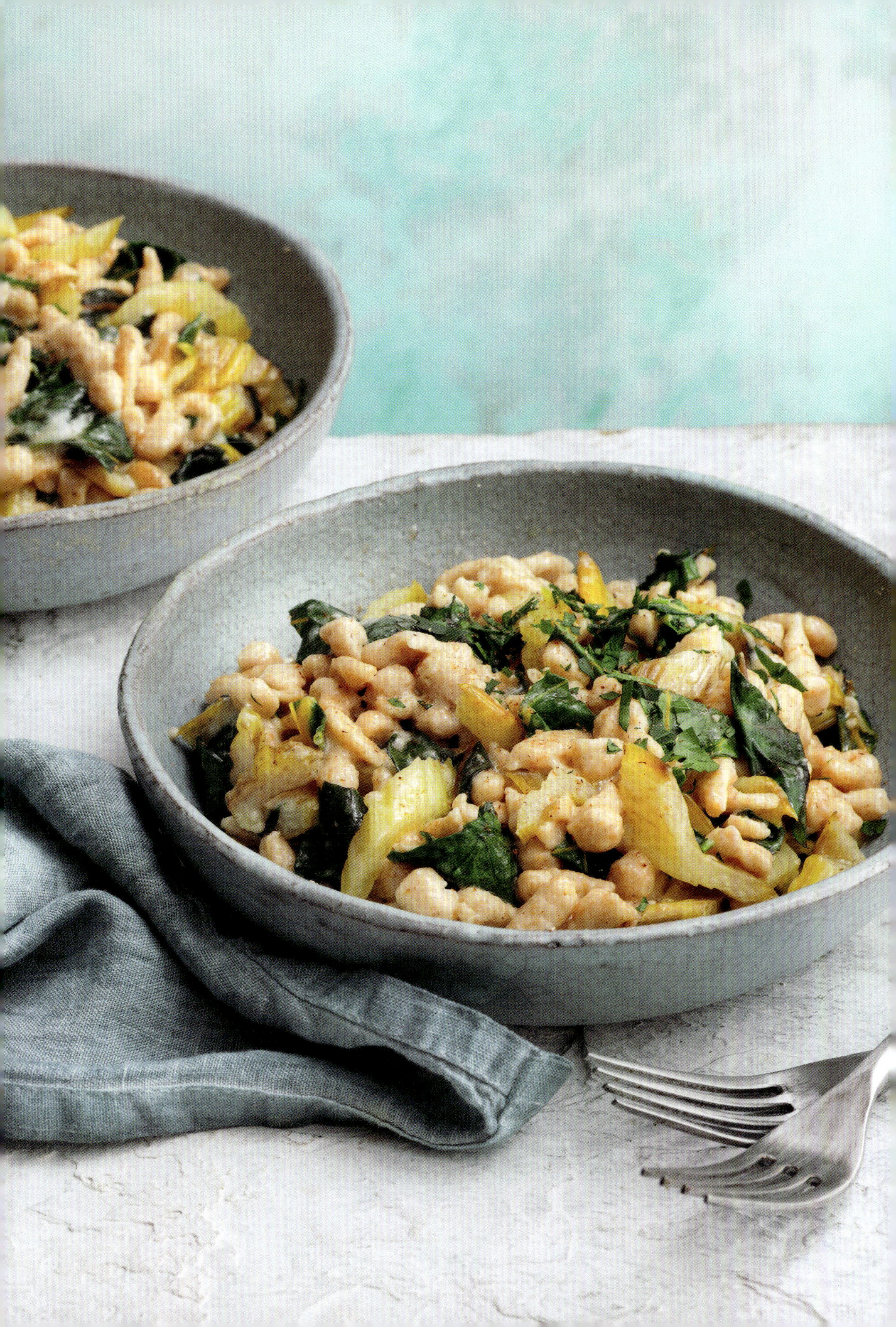

OFENGEMÜSE MIT ERBSENDIP

Für 2 Personen | Zubereitung: 30 Minuten | Garen: 35 Minuten

250 g Blumenkohl (ohne grüne Blätter)
1 Zucchini (ca. 200 g)
je 1 kleine rote und gelbe Paprikaschote
400 g kleine festkochende Kartoffeln (z. B. Drillinge)
1 rote Zwiebel
4 EL Olivenöl
1 TL gemahlener Koriander
Salz, Pfeffer
2 EL gehackter Thymian
150 g tiefgekühlte Erbsen
2 TL Verjus (Saft aus unreifen Trauben)
100 g körniger Frischkäse (Hüttenkäse)
1 EL gehacktes Basilikum

Pro Portion: ca. 580 kcal,
21 g EW, 28 g F, 53 g KH, 14 g BST

- Backofen auf 200 °C vorheizen und ein Backblech mit Backpapier belegen. Blumenkohl putzen, waschen und in Röschen teilen, Strunk schälen und klein würfeln. Zucchini putzen, waschen, längs vierteln und in etwa 5 cm lange Stücke schneiden. Paprika vierteln, putzen, waschen und in 2 bis 3 cm große Stücke schneiden.

- Die Kartoffeln mit der Gemüsebürste gründlich waschen, trocken tupfen und längs vierteln. Die Zwiebel schälen und in Spalten schneiden.

- In einer Schüssel 3 EL Öl mit Koriander, ½ TL Salz und Pfeffer verrühren. Gemüse, Kartoffeln und Thymian mit dem Würzöl mischen und auf dem Blech verteilen. Im Ofen auf der 2. Schiene von unten 30 bis 35 Minuten garen, dabei nach etwa der Hälfte der Garzeit einmal wenden.

- Inzwischen die gefrorenen Erbsen mit kochend heißem Wasser übergießen und etwa 5 Minuten ziehen lassen. In ein Sieb abgießen und gut abtropfen lassen. Mit dem Verjus und dem übrigen Öl (1 EL) in einem hohen Rührbecher mit dem Stabmixer pürieren. Den Frischkäse unterrühren, den Dip mit Salz und Pfeffer würzen. Gemüse und Kartoffeln aus dem Ofen nehmen und mit dem Erbsendip auf Tellern anrichten, mit Basilikum bestreuen.

VERTRÄGLICHKEITS-CHECK

Erbsen gelten als kritisch, obwohl sie kaum Histamin enthalten. Dafür aber Lektine, die den Abbau von Histamin und anderen biogenen Aminen beeinträchtigen. Wenn Sie empfindlich auf Erbsen reagieren, können Sie den Dip alternativ mit blanchiertem Brokkoli oder Zuckerschoten zubereiten.

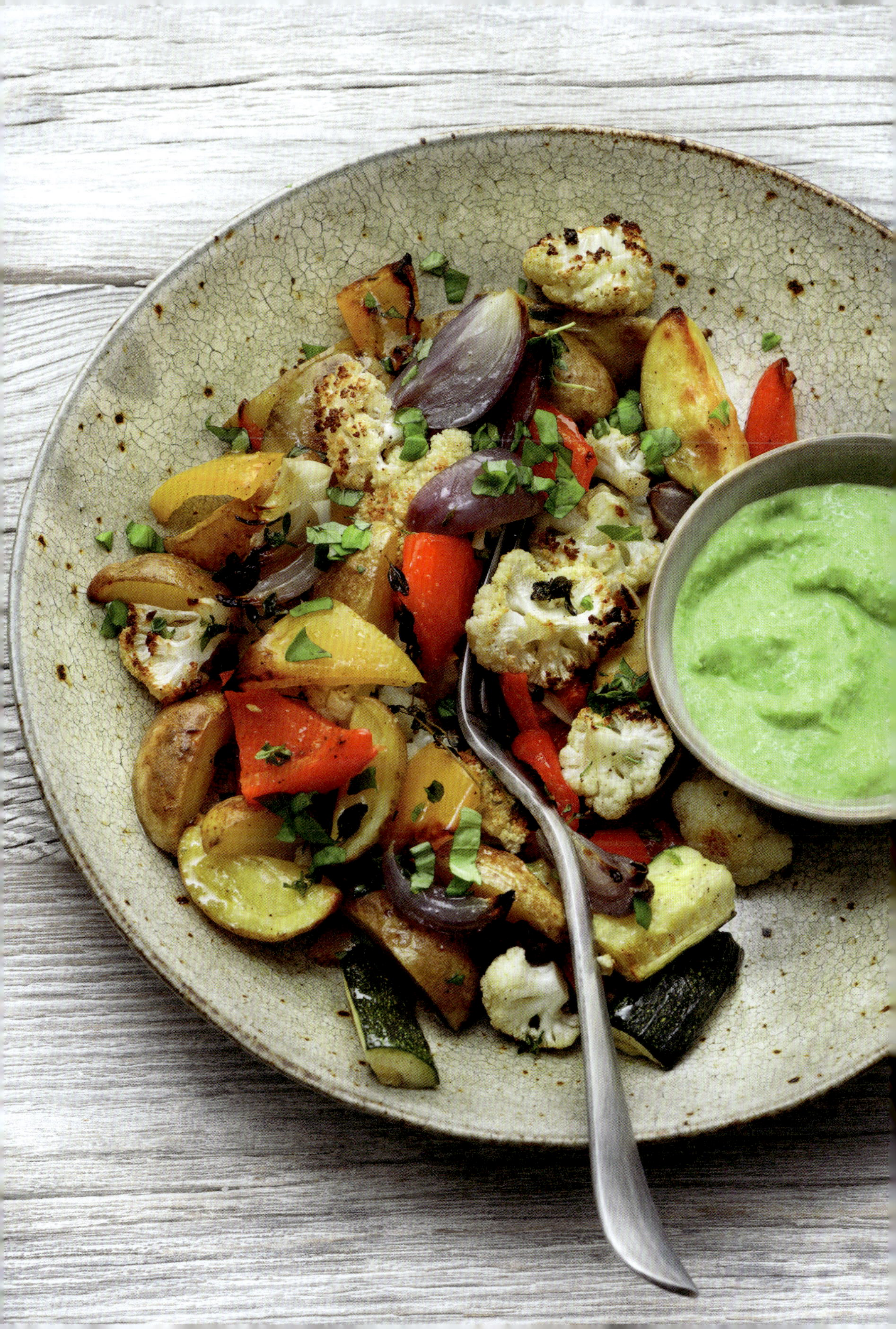

GEMÜSE-HIRSE-AUFLAUF

Für 2 Personen | Zubereitung: 35 Minuten | Backen: 30 Minuten

100 g Hirse
200 ml Gemüsebrühe
(ohne Geschmacksverstärker und Hefe)
1 TL gemahlene Kurkuma
1 kleine Zwiebel, 1 Knoblauchzehe
2 Möhren, 1 rote Spitzpaprikaschote
75 g tiefgekühlte Erbsen
1 EL Olivenöl
Salz, Pfeffer
Öl für die Form
75 g junger Gouda (45 % Fett i. Tr.)
2 Eier (Größe M)
50 ml ungesüßter Haferdrink
1 TL getr. Thymian
½ TL edelsüßes Paprikapulver
3 EL Schnittlauchröllchen

Pro Portion: ca. 600 kcal,
26 g EW, 31 g F, 51 g KH, 9 g BST

• Die Hirse in einem Sieb abbrausen, abtropfen lassen und in einem Topf in Brühe mit Kurkuma mit geschlossenem Deckel bei schwacher Hitze 15 bis 20 Minuten köcheln lassen, bis sie weich und die Flüssigkeit aufgesogen ist.

• Währenddessen Zwiebel und Knoblauch schälen und fein würfeln. Möhren putzen, schälen und etwa ½ cm klein würfeln. Spitzpaprika längs halbieren, putzen, waschen und in etwa 1 cm große Würfel schneiden. Die Erbsen antauen lassen. Zwiebel, Knoblauch, Möhren und Paprika in einer Pfanne im Öl etwa 2 Minuten andünsten. Die Erbsen dazugeben und etwa 2 Minuten mitdünsten, mit Salz und Pfeffer würzen.

• Den Backofen auf 180 °C vorheizen. Eine Auflaufform (ca. 25 x 30 cm) mit Öl einfetten. Den Gouda reiben. Eier, Haferdrink und 50 g geriebenen Käse verrühren. Hirse und Gemüse untermischen, mit Thymian, Paprika, Salz und Pfeffer würzen. Den Mix gleichmäßig in der Form verteilen und mit dem übrigen Käse (25 g) bestreuen. Den Auflauf im Ofen auf der mittleren Schiene in 25 bis 30 Minuten goldbraun backen. Herausnehmen und mit Schnittlauch garniert servieren.

VERTRÄGLICHKEITS-CHECK

Wer auf Erbsen mit einer Unverträglichkeit reagiert, kann sie im Auflauf durch 75 g Zuckerschoten ersetzen. Einfach putzen, waschen, schräg in dünne Streifen schneiden und statt der Erbsen mit dem Gemüse dünsten und in den Auflauf geben.

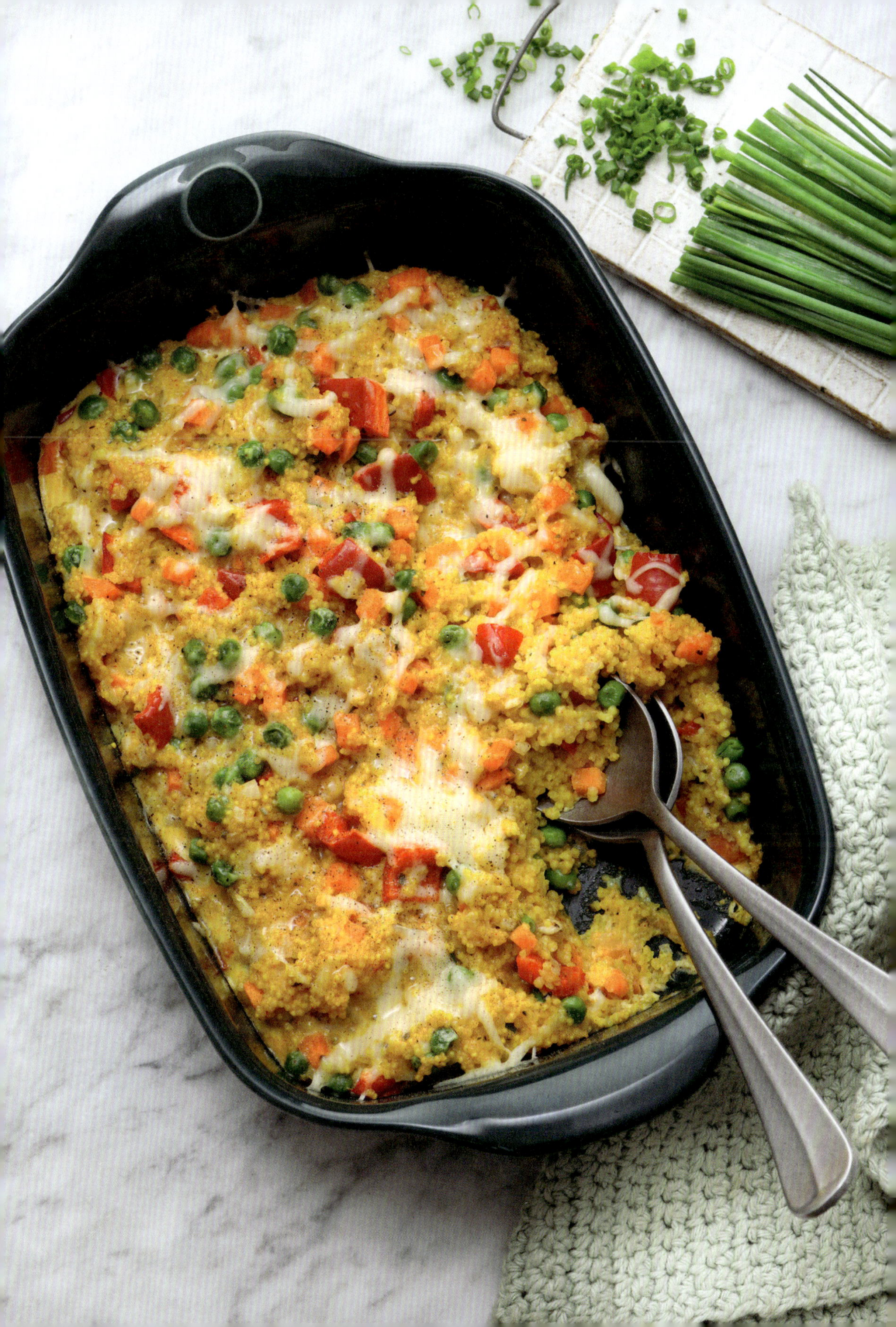

ARTISCHOCKENPIZZA MIT QUARK-ÖL-TEIG

Für 2 Personen | Zubereitung: 30 Minuten | Backen: 15 Minuten

150 g Vollkorndinkelmehl
100 g Magerquark
2 EL Olivenöl
1 gestr. TL Weinsteinbackpulver
Salz
4–5 EL ungesüßter Haferdrink
Mehl zum Arbeiten
125 g Frischkäse (Doppelrahmstufe)
½ TL getr. Oregano
Pfeffer
1 kleine Zucchini (ca. 150 g)
1 kleine rote Paprikaschote
3 Artischockenherzen
(ca. 125 g; in Lake; aus der Dose)
50 g junger Gouda (45 % Fett i. Tr.)

Pro Portion: ca. 800 kcal,
32 g EW, 44 g F, 61 g KH, 14 g BST

- Für den Teig Mehl und Quark mit Öl, Backpulver, ¼ TL Salz und 3 EL Haferdrink in einer Rührschüssel mit den Knethaken des Handrührgeräts glatt verkneten. Falls der Teig zu trocken ist, noch 1 bis 2 EL Haferdrink hinzufügen und unterkneten, bis der Teig geschmeidig ist.

- Den Backofen auf 200 °C vorheizen und ein Backblech mit Backpapier belegen. Den Teig auf der leicht bemehlten Arbeitsfläche mit den Händen kurz durchkneten und anschließend dünn zu einem Kreis (30–32 cm Durchmesser) ausrollen. Den Quark-Öl-Teig auf das Blech legen.

- Den Frischkäse mit dem restlichen Haferdrink (2 EL), Oregano, etwas Salz und Pfeffer glatt rühren und den Teig damit bestreichen. Zucchini putzen, waschen und in etwa ½ cm dicke Scheiben schneiden. Die Paprikaschote vierteln, putzen, waschen und in dünne Streifen schneiden. Die Artischocken abtropfen lassen und vierteln. Den Käse reiben.

- Zucchini, Paprika und Artischocken auf dem Pizzateig verteilen und alles mit dem Käse bestreuen. Die Pizza im Ofen auf der 2. Schiene von unten in 12 bis 15 Minuten goldbraun backen. In Stücke schneiden und sofort auf Tellern anrichten.

IDEE ZUM TESTEN

Lust auf Pizza mit Tomaten? Bitte testen und die Paprika durch 125 g halbierte Cocktailtomaten ersetzen. Frische Tomaten sind deutlich weniger problematisch als verarbeitete Produkte wie Tomatenmark, stückige Tomaten aus der Dose oder auch Ketchup.

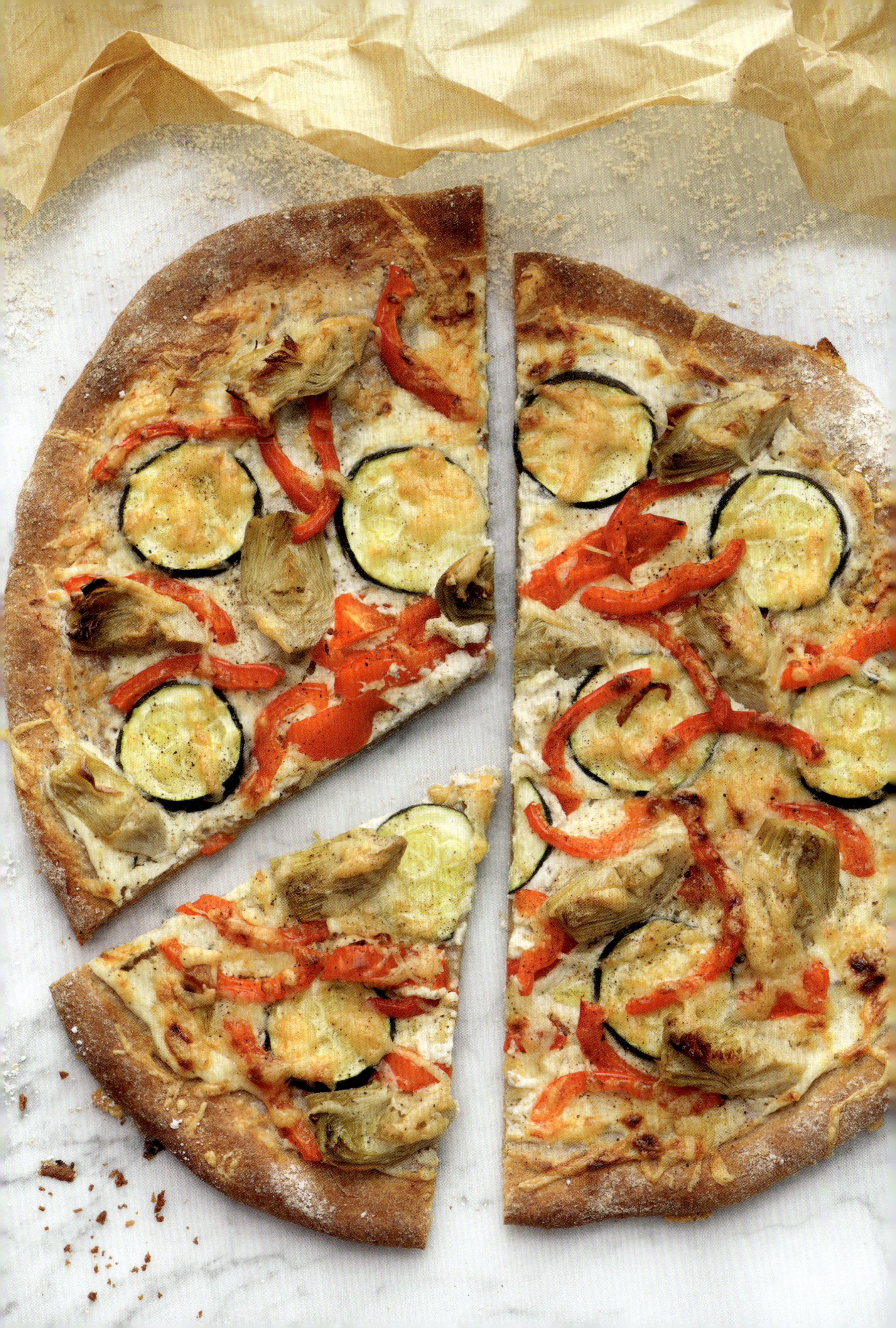

HÄHNCHENSPIESSE MIT TSATSIKI

Für 2 Personen | Zubereitung: 30 Minuten | Marinieren: 20 Minuten

350 g Hähnchenbrustfilet
2 kleine Zucchini (à ca. 130 g)
2 Knoblauchzehen
1 TL getr. Oregano
1 TL getr. Thymian
1 TL edelsüßes Paprikapulver
Salz, Pfeffer
4 EL Olivenöl
4 EL Verjus (Saft aus unreifen Trauben)
½ Salatgurke (ca. 200 g)
200 g Magerquark
4 Metall- oder gewässerte Holzspieße
4 Stiele Petersilie

Pro Portion: ca. 560 kcal,
57 g EW, 31 g F, 10 g KH, 3 g BST

- Das Hähnchenfilet waschen, trocken tupfen und in etwa 2 cm große Würfel schneiden. Die Zucchini putzen, waschen und in etwa 1 cm dicke Scheiben schneiden. Knoblauch schälen und fein würfeln.

- Für die Marinade die Hälfte des Knoblauchs mit Oregano, Thymian, Paprika, jeweils 1 TL Salz und Pfeffer, 3 EL Öl und dem Verjus verrühren. Eine Hälfte der Marinade mit dem Fleisch, die andere mit den Zucchini jeweils in einer Schüssel mischen und alles etwa 20 Minuten ziehen lassen.

- Inzwischen die Gurke putzen, schälen, längs halbieren und entkernen. Auf der Gemüsereibe grob raspeln und mit Salz bestreuen. Die Raspel etwa 10 Minuten ziehen lassen, dann zwischen zwei Lagen Küchenpapier ausdrücken.

- Den Quark mit dem restlichen Öl (1 EL), 2 EL Wasser und dem übrigen Knoblauch verrühren. Die Gurkenraspel untermischen, den Tsatsiki mit Salz und Pfeffer würzen.

- Fleischstücke und Zucchinischeiben abwechselnd auf Metall- oder Holzspieße stecken. Eine Grillpfanne erhitzen und die Souflaki-Spieße darin bei mittlerer Hitze auf jeder Seite 4 bis 5 Minuten braten, bis das Fleisch braun ist. Dabei öfter mit der verbliebenen Marinade beträufeln.

- Petersilie waschen, trocken tupfen und die Blätter abzupfen. Die Spieße mit dem Tsatsiki auf Tellern anrichten und mit der Petersilie garnieren. Dazu passen Bratkartoffeln.

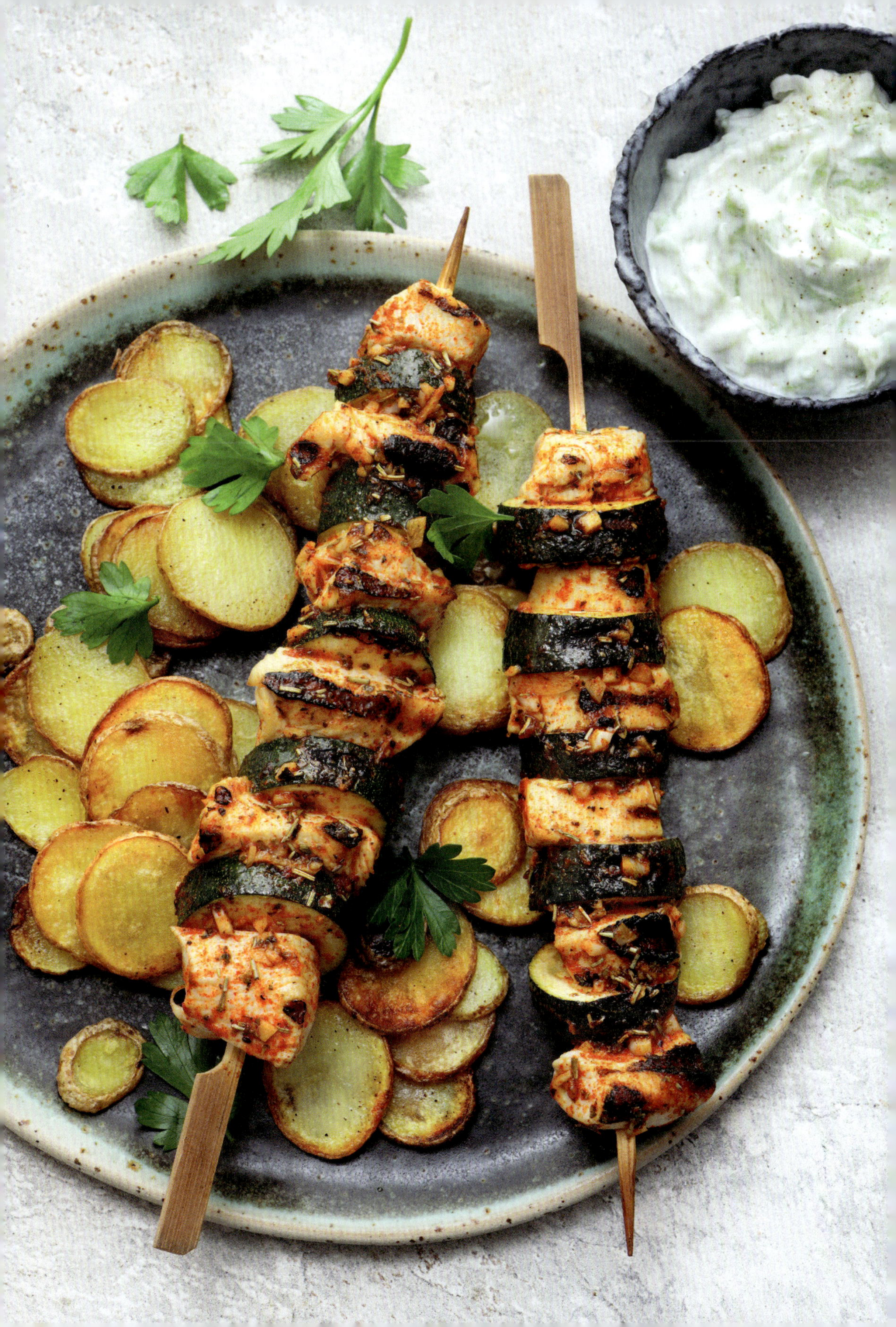

HÄHNCHEN MIT GEMÜSEPÄCKCHEN

Für 2 Personen | Zubereitung: 40 Minuten | Garen: 30 Minuten

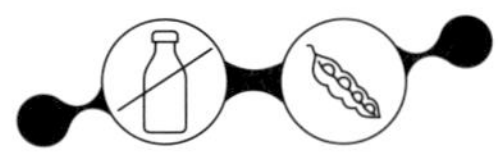

200 g Möhren, 200 g Pastinaken
80 g Schalotten
2 kleine Rote Beten (à ca. 100 g)
2 EL Olivenöl
2 EL gehackter Thymian
Salz, Pfeffer
2 Hähnchenbrustfilets (à ca. 180 g)
2 EL Vollkorndinkelmehl
4 EL Vollkorn-Paniermehl
1 Ei (Größe M)
2 EL Rapsöl
½ Beet Gartenkresse

Pro Portion: ca. 690 kcal,
54 g EW, 30 g F, 45 g KH, 10 g BST

• Den Backofen auf 200 °C vorheizen, dabei ein Backblech auf der 2. Schiene von unten einschieben. Die Möhren und Pastinaken putzen und schälen, dickere Exemplare längs halbieren und schräg in etwa 2 cm breite Stücke schneiden. Die Schalotten schälen und längs halbieren. Rote Beten putzen, schälen und in etwa 1 cm breite Spalten schneiden (Achtung, sie färben ab!).

• Gemüse und Schalotten mit Olivenöl, Thymian, Salz und Pfeffer in einer großen Schüssel mischen. 2 Bögen Backpapier (à ca. 38 x 42 cm) auf der Arbeitsfläche ausbreiten und jeweils die Hälfte vom Gemüse-Mix mittig daraufsetzen. Das Papier über dem Gemüse zusammenfalten und gut verschließen, dabei die Enden wie bei einem Bonbon mit Küchengarn zusammenbinden. Die Päckchen nebeneinander auf das heiße Blech legen und im Ofen etwa 30 Minuten garen.

• Währenddessen das Fleisch waschen, trocken tupfen und mit einem scharfen Messer waagrecht durchschneiden. Zum Panieren Mehl und Semmelbrösel jeweils in tiefe Teller geben. Das Ei in einem weiteren tiefen Teller gut verquirlen. Das Fleisch salzen und pfeffern, erst im Mehl wenden, dann durch das verquirlte Ei ziehen und zuletzt in den Semmelbröseln wenden.

• In einer großen beschichteten Pfanne das Rapsöl erhitzen und die Hähnchenschnitzel darin auf jeder Seite in etwa 3 Minuten goldbraun braten. Herausnehmen und auf Küchenpapier abtropfen lassen.

• Kresse vom Beet schneiden, waschen und trocken tupfen. Die Gemüsepäckchen aus dem Ofen nehmen und mit den Hähnchenschnitzeln auf Teller setzen. Vorsichtig öffnen und mit der Kresse bestreuen.

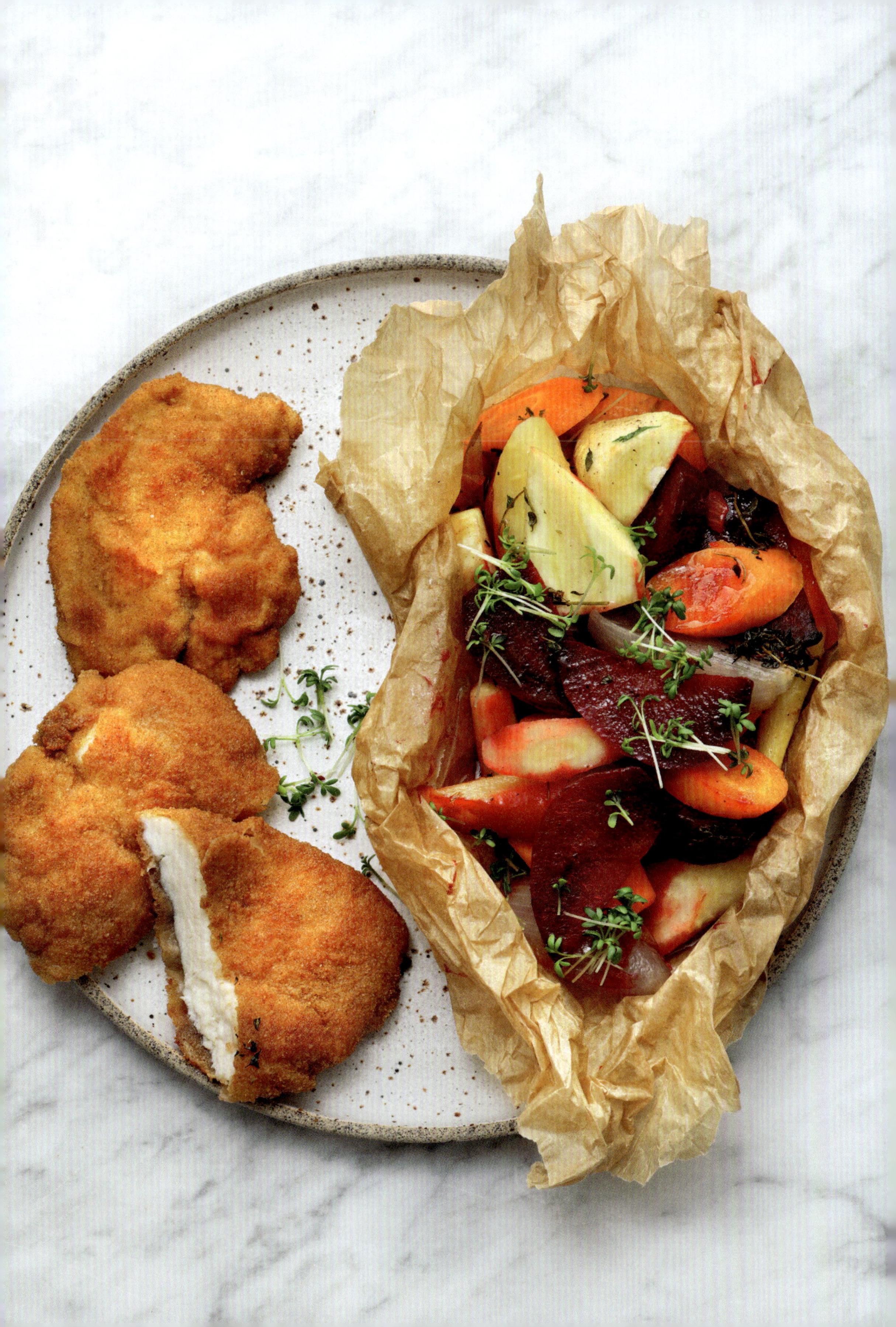

GRÜNE GEMÜSEPAELLA MIT PUTENSTREIFEN

Für 2 Personen | Zubereitung: 45 Minuten

1 kleine Zwiebel
1 Knoblauchzehe
1 grüne Paprikaschote
1 Stange Staudensellerie
100 g Brokkoliröschen
100 g Zuckerschoten
300 g Putenbrustfilet
2 EL Olivenöl
Salz, Pfeffer
125 g 10-Minuten-Naturreis
300 ml Gemüsebrühe (ohne Hefe und Geschmacksverstärker)
2 EL mildes Ajvar
½ TL gemahlene Kurkuma
½ TL edelsüßes Paprikapulver
¼ Bund gehackte Petersilie

Pro Portion: ca. 525 kcal,
19 g EW, 21 g F, 61 g KH, 9 g BST

- Zwiebel und Knoblauch schälen und separat in feine Würfel schneiden. Die Paprika vierteln, putzen, waschen und in etwa 1 cm große Würfel schneiden. Den Sellerie putzen und waschen, das zarte Grün beiseitelegen, die Selleriestange in dünne Scheiben schneiden. Die Brokkoliröschen putzen und waschen, größere Röschen kleiner schneiden. Zuckerschoten verlesen, waschen und in etwa 2 cm breite Stücke schneiden.

- Das Fleisch waschen, trocken tupfen und in feine Streifen schneiden. In einer großen Pfanne 1 EL Öl erhitzen und das Fleisch darin bei mittlerer Hitze in 2 bis 3 Minuten unter Wenden hellbraun anbraten. Salzen, pfeffern und herausnehmen. Zwiebel, Paprika und Sellerie in der Pfanne im übrigen Öl (1 EL) etwa 2 Minuten dünsten, salzen und pfeffern. Reis und Knoblauch hinzufügen und kurz mitdünsten. Danach Brühe und Ajvar unterrühren und alles mit geschlossenem Deckel bei mittlerer Hitze etwa 10 Minuten schmoren.

- Putenstreifen, Brokkoli und Zuckerschoten untermischen und die Paella mit Kurkuma, Paprika, Salz und Pfeffer würzen. Offen bei schwacher Hitze etwa 10 Minuten weitergaren und quellen lassen, bis die Flüssigkeit fast aufgesogen ist. Nochmals mit Salz und Pfeffer abschmecken. Die Paella auf Tellern anrichten und mit Petersilie und Selleriegrün bestreuen.

VERTRÄGLICHKEITS-CHECK

Ajvar bitte testen! Es gibt verschiedene Sorten, kritisch sind Zusatzstoffe oder Zitronensäure. Ersatzweise mehr edelsüßes Paprikapulver verwenden.

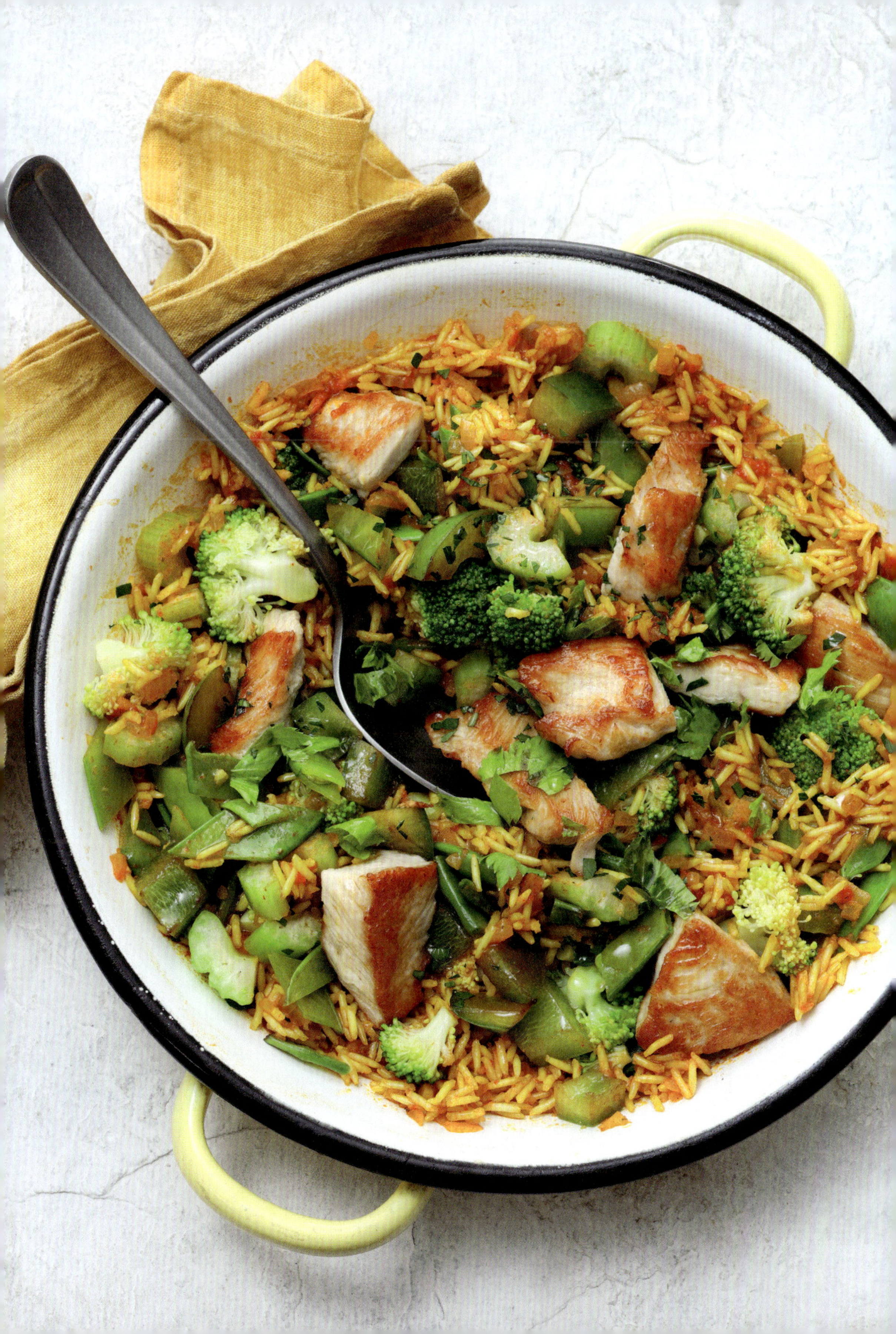

ASIA-GEMÜSEPFANNE MIT RINDERSTEAK

Für 2 Personen | Zubereitung: 35 Minuten

125 g Vollkornreis, Salz
je 1 kleine rote und gelbe Paprikaschote
1 Stange Lauch (ca. 250 g)
150 g Baby-Pak-Choi
1 rote Zwiebel, 1 Knoblauchzehe
300 g Rinderhüftsteaks
2 EL Rapsöl
Pfeffer
50 ml Gemüsebrühe (ohne Hefe
und Geschmacksverstärker)
2 EL Coco Aminos (Würzsauce)
30 g Macadamianusskerne (ungesalzen)
2 EL gehacktes Koriandergrün

Pro Portion: ca. 720 kcal,
41 g EW, 32 g F, 61 g KH, 9 g BST

- Den Reis in einem Topf in Salzwasser mit geschlossenem Deckel bei schwacher bis mittlerer Hitze 30 bis 35 Minuten nach Packungsanweisung bissfest garen.

- Inzwischen die Paprika vierteln, putzen, waschen und in dünne Streifen schneiden. Den Lauch putzen, waschen und in etwa ½ cm dicke Ringe schneiden. Pak Choi putzen und waschen, die weißen Teile in etwa ½ cm dicke Streifen, die Blätter in Stücke schneiden. Zwiebel schälen und in feine Spalten schneiden. Den Knoblauch schälen und fein würfeln.

- Das Fleisch trocken tupfen und in etwa ½ cm dicke Streifen schneiden. Im Wok oder in einer Pfanne 1 EL Öl erhitzen und das Fleisch darin bei mittlerer bis starker Hitze etwa 2 Minuten anbraten. Herausnehmen, mit Salz und Pfeffer würzen.

- Paprika, Lauch, Pak-Choi-Stiele und Zwiebel im Wok im übrigen Öl (1 EL) etwa 3 Minuten unter Rühren anbraten. Knoblauch und Pak-Choi-Blätter dazugeben und 1 bis 2 Minuten mitbraten. Die Brühe angießen, alles mit Salz, Pfeffer und Coco Aminos würzen und bei schwacher Hitze noch etwa 2 Minuten ziehen lassen.

- Die Macadamianüsse grob hacken. Das Fleisch wieder zum Gemüse geben und kurz darin erhitzen. Den Reis in ein Sieb abgießen und abtropfen lassen. Mit der Gemüsepfanne auf Tellern anrichten, mit den Nüssen und Koriander bestreuen.

VERTRÄGLICHKEITS-CHECK

Pak Choi ist als Alternative zum histaminreichen Spinat eine sehr gute Wahl. Die individuelle Verträglichkeit kann jedoch variieren – daher ist es ratsam, Pak Choi vorsichtig zu testen.

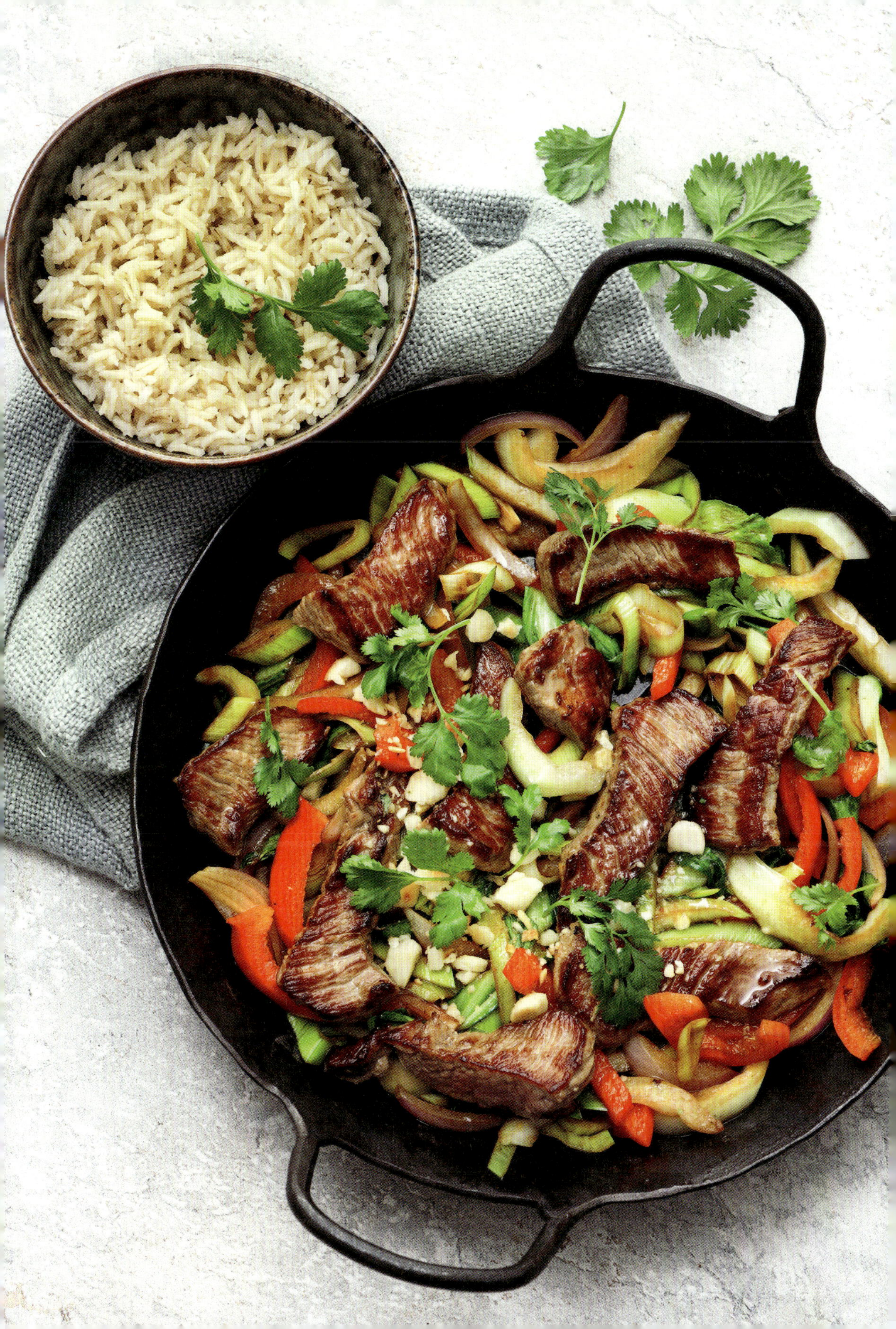

FRIKADELLEN MIT MÖHREN-KARTOFFEL-SALAT

Für 2 Personen | Zubereitung: 50 Minuten

400 g kleine festkochende Kartoffeln (z. B. Drillinge), Salz
300 g Bundmöhren (mit Grün)
3 EL Olivenöl
100 ml Gemüsebrühe (ohne Hefe und Geschmacksverstärker)
3 Frühlingszwiebeln
3 EL Verjus (Saft aus unreifen Trauben)
Pfeffer
¼ Bund Petersilie
2 EL zarte Haferflocken
50 g ungesüßter Haferdrink
1 Schalotte
250 g Rinderhackfleisch
1 Ei (Größe M)
½ TL edelsüßes Paprikapulver

Pro Portion: ca. 750 kcal,
36 g EW, 41 g F, 53 g KH, 9 g BST

• Die Kartoffeln mit der Gemüsebürste gründlich waschen und in einem Topf in Salzwasser etwa 25 Minuten garen. Inzwischen die Möhren putzen, schälen und auf der Gemüsereibe in etwa 2 mm dicke Scheiben hobeln, dabei das Grün bis auf etwa 1 cm entfernen.

• Die Möhren in einem Topf in 1 EL Öl bei mittlerer Hitze etwa 2 Minuten andünsten. Die Brühe hinzufügen, alles mit geschlossenem Deckel bei mittlerer Hitze etwa 3 Minuten dünsten. In ein Sieb abgießen und abtropfen lassen, dabei die Brühe wieder auffangen. Die Frühlingszwiebeln putzen und waschen, weiße und hellgrüne Teile in dünne Ringe schneiden.

• Für das Dressing in einer Schüssel den Verjus und die aufgefangene Brühe mit Salz, Pfeffer und 1 EL Öl verrühren. Petersilie waschen, trocken tupfen, die Blätter abzupfen. Einige zum Garnieren beiseitelegen, die restlichen Petersilienblätter mit Möhren und Frühlingszwiebeln unter das Dressing mischen. Die Kartoffeln abgießen und kurz ausdampfen lassen und noch warm etwa 1 cm groß würfeln. Unter den Möhren-Mix heben, salzen und pfeffern.

• Für die Frikadellen die Haferflocken im Haferdrink etwa 5 Minuten einweichen. Schalotte schälen und fein würfeln. Mit Hackfleisch, eingeweichten Haferflocken, Ei, Paprika, Salz und Pfeffer mischen. Aus der Flockenmasse mit leicht angefeuchteten Händen 4 Frikadellen formen und diese in einer beschichteten Pfanne im übrigen Öl (1 EL) in 10 bis 15 Minuten rundum braun braten. Die Frikadellen mit dem Kartoffelsalat auf Tellern anrichten, mit der beiseitegelegten Petersilie garnieren.

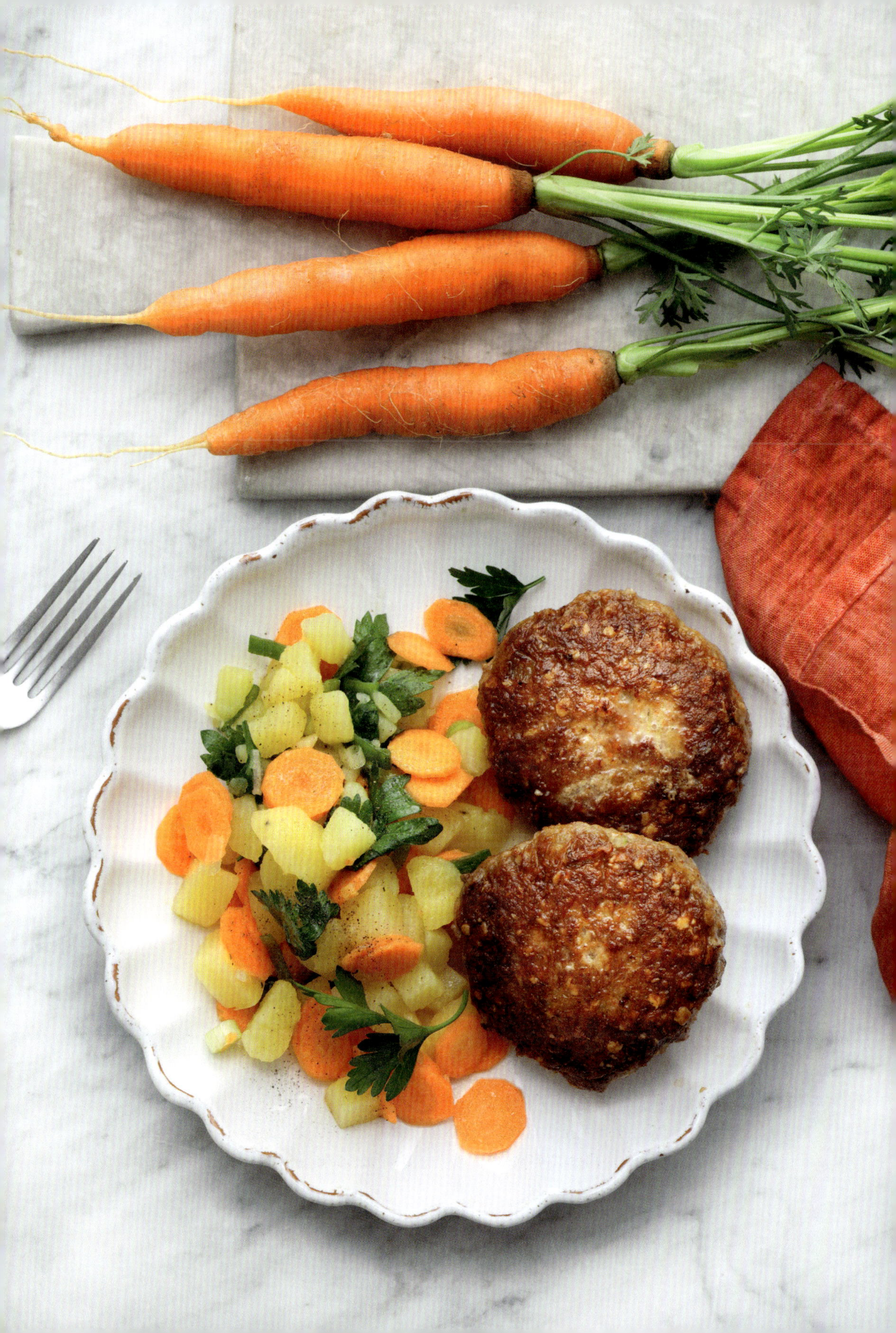

FISCH-GEMÜSE-EINTOPF MIT AIOLI

Für 2 Personen | Zubereitung: 45 Minuten

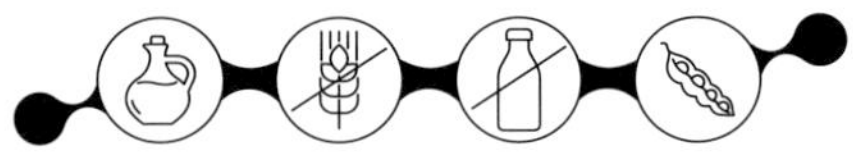

200 g Möhren
150 g Staudensellerie
2 Schalotten
1 rote Paprikaschote
4 Frühlingszwiebeln
1 TL Fenchelsamen
3 EL Olivenöl
¾ l Gemüsebrühe (ohne Hefe und Geschmacksverstärker)
60 g helle Quinoa
300 g Kabeljaufilet
Salz, Pfeffer
1 sehr (!) frisches Eigelb (Größe M)
2 TL Verjus (Saft aus unreifen Trauben)
2 EL Rapsöl
1 Knoblauchzehe
2 EL gehackte Petersilie

Pro Portion: ca. 710 kcal,
36 g EW, 44 g F, 37 g KH, 11 g BST

- Die Möhren und den Sellerie putzen und schälen bzw. waschen und in dünne Scheiben schneiden. Schalotten schälen, halbieren und in feine Ringe schneiden. Paprikaschote vierteln, putzen, waschen und in etwa 1 cm große Würfel schneiden. Die Frühlingszwiebeln putzen, waschen und schräg in etwa 1½ cm lange Stücke schneiden. Die Fenchelsamen im Mörser zerdrücken.

- Die Möhren und Schalotten in einem großen Topf in 1 EL Olivenöl etwa 3 Minuten andünsten. Fenchelsamen und Sellerie hinzufügen und etwa 2 Minuten mitdünsten. Die Brühe dazugießen und alles kurz aufkochen. Die Quinoa in einem Sieb abbrausen, zum Gemüse geben und mit geschlossenem Deckel bei schwacher Hitze etwa 10 Minuten köcheln lassen.

- Inzwischen den Fisch waschen, trocken tupfen und in etwa 4 cm große Stücke schneiden, mit Salz und Pfeffer würzen. Mit Paprikawürfeln und Frühlingszwiebeln in die Suppe geben und alles mit geschlossenem Deckel bei schwacher Hitze noch etwa 6 Minuten garen.

- Für die Aioli das Eigelb mit etwas Salz und Verjus in einem hohen Rührbecher mit den Schneebesen des Handrührgeräts aufschlagen. Rapsöl und restliches Olivenöl (2 EL) nach und nach dazugießen und alles cremig aufschlagen. Zuletzt den Knoblauch schälen und dazupressen und 1 EL Wasser unterrühren.

- Den Fischtopf vor dem Servieren mit Salz und Pfeffer abschmecken und mit der gehackten Petersilie anrichten. Die Aioli dazu reichen.

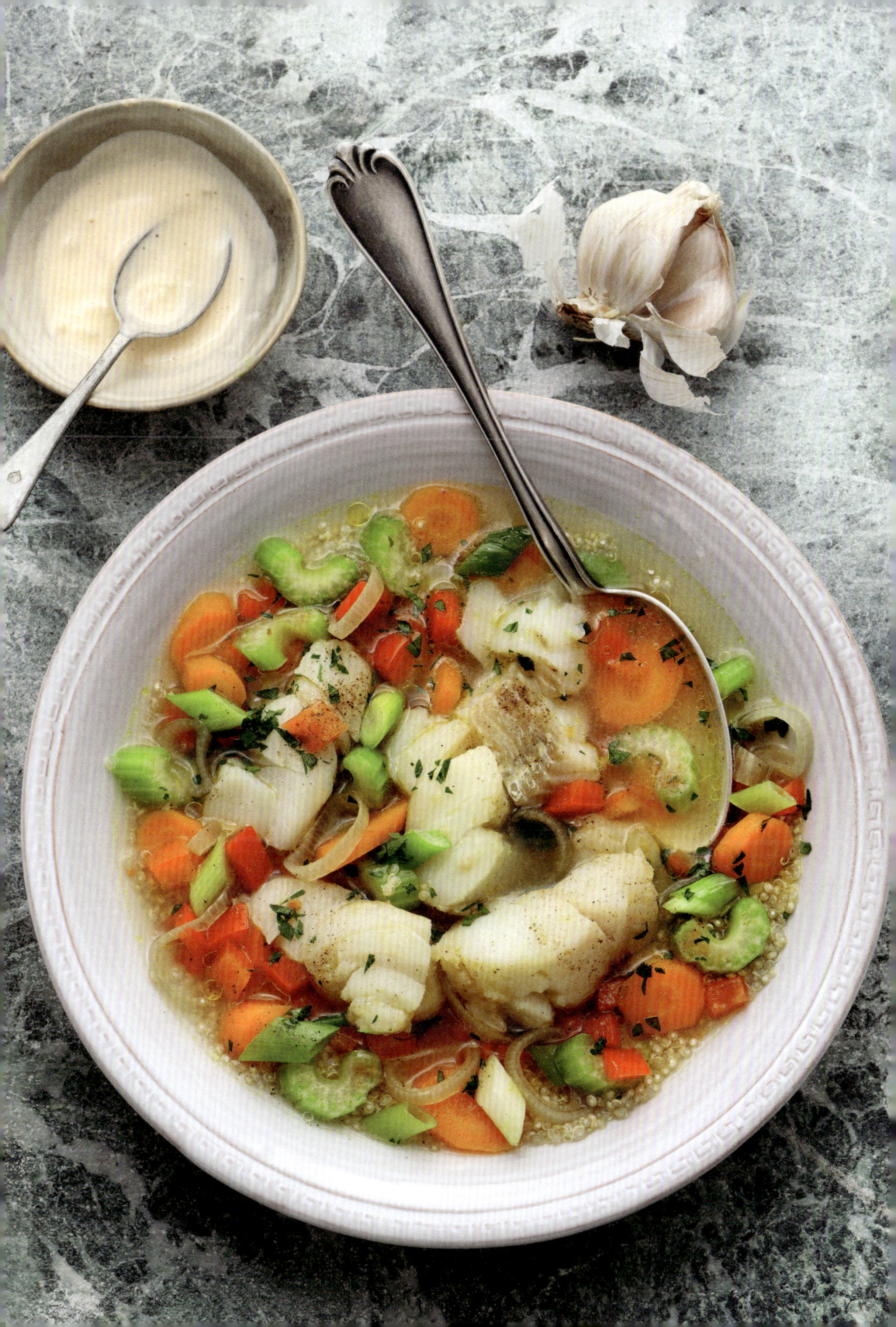

RUCOLA-RICOTTA-PASTA MIT LACHS

Für 2 Personen | Zubereitung: 35 Minuten

3 Frühlingszwiebeln
1 Knoblauchzehe
2 Stangen Staudensellerie
50 g Rucola
200 g Lachsfilet
150 g kurze Vollkorndinkelnudeln (z. B. Penne)
Salz
1 EL Olivenöl
75 g Sahne
Pfeffer
75 g Ricotta (45 % Fett i. Tr.)

Pro Portion: ca. 705 kcal,
35 g EW, 36 g F, 55 g KH, 11 g BST

- Die Frühlingszwiebeln putzen und waschen, das Weiße und Hellgrüne separat in dünne Ringe schneiden. Den Knoblauch schälen und fein würfeln. Sellerie putzen, waschen und in dünne Scheiben schneiden. Den Rucola verlesen, waschen und trocken schütteln, dabei grobe Stiele entfernen, die Rucolablätter grob hacken. Das Lachsfilet waschen, trocken tupfen und in etwa 2 cm große Würfel schneiden.

- Währenddessen die Nudeln in reichlich kochendem Salzwasser nach Packungsanweisung bissfest garen. Den Lachs in einer großen beschichteten Pfanne im Öl bei mittlerer Hitze 2 bis 3 Minuten rundum anbraten. Weiße Frühlingszwiebelringe, Knoblauch und Sellerie dazugeben und alles etwa 2 Minuten mitbraten.

- Anschließend etwa 100 ml Nudelkochwasser abschöpfen und mit der Sahne zur Lachsmischung gießen. Danach alles offen noch 2 bis 3 Minuten einköcheln lassen.

- Die Nudeln in ein Sieb abgießen, kurz abtropfen lassen und unter den Lachs-Gemüse-Mix in der Pfanne mischen. Alles mit Salz und Pfeffer abschmecken. Die Nudeln auf Tellern anrichten, den Ricotta in Flöckchen darauf verteilen und mit dem Rucola und grünen Frühlingszwiebelringen bestreuen.

IDEE ZUM TESTEN

Zitronen und Chilischoten wirken als Histaminliberatoren (siehe Seite 12), das heißt, sie können die Freisetzung von Histamin anregen. Beide geben diesem Pastagericht einen raffinierten Aromakick. Testen Sie aber vorher in niedriger Dosis, ob Zitrone oder Chili bei Ihnen Reaktionen hervorrufen.

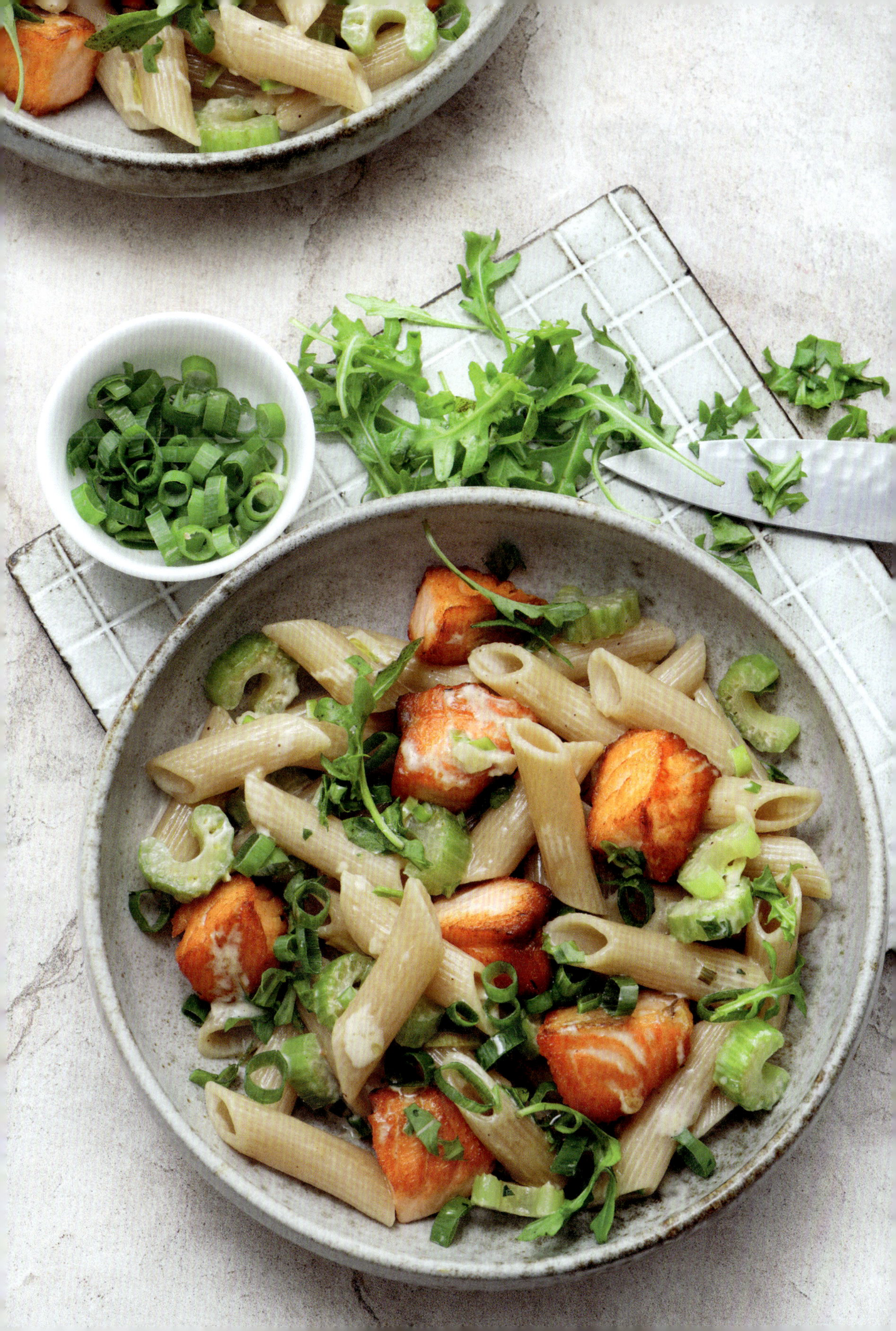

FISCHRAGOUT MIT ENDIVIENPÜREE

Für 2 Personen | Zubereitung: 1 Stunde

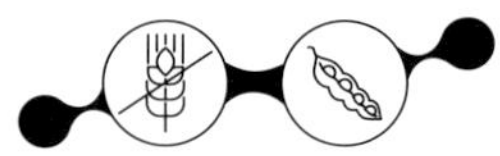

400 g mehligkochende Kartoffeln
Salz
150 g Endiviensalat
2 TL Butter
100 ml ungesüßter Haferdrink
Pfeffer
1 Msp. frisch geriebene Muskatnuss
2 Stangen Lauch (à ca. 200 g)
300 g Rotbarschfilet (frisch oder tiefgekühlt und aufgetaut)
1 EL Verjus (Saft aus unreifen Trauben)
1 EL Rapsöl
150 ml Gemüsebrühe (ohne Hefe und Geschmacksverstärker)
100 g Sahne
½ Bund gehackter Dill

Pro Portion: ca. 610 kcal,
36 g EW, 34 g F, 35 g KH, 7 g BST

• Kartoffeln schälen, waschen, vierteln und in einem großen Topf mit Salzwasser bedeckt in etwa 20 Minuten weich garen. Inzwischen den Endiviensalat putzen, waschen, trocken schütteln und in etwa 2 cm breite Streifen schneiden.

• Die Butter in einer beschichteten Pfanne zerlassen und die Endivienstreifen darin mit geschlossenem Deckel bei mittlerer Hitze in 2 bis 3 Minuten zusammenfallen lassen. Danach in eine Schüssel füllen. Kartoffeln abgießen und kurz ausdampfen lassen. Den Haferdrink dazugießen und alles mit dem Kartoffelstampfer fein zerdrücken. Den gedünsteten Endivien-Mix unter das Kartoffelpüree heben, mit Salz, Pfeffer und Muskatnuss würzen und abgedeckt warm halten.

• Inzwischen den Lauch putzen, gründlich waschen und in etwa 1 cm breite Scheiben schneiden. Den Fisch waschen, trocken tupfen und in 4 bis 5 cm große Stücke schneiden. Die Fischstücke mit Verjus beträufeln, salzen und pfeffern.

• Die Pfanne säubern und das Öl darin erhitzen. Den Lauch in die Pfanne geben und bei mittlerer Hitze etwa 2 Minuten andünsten. Die Brühe dazugießen und alles mit geschlossenem Deckel bei schwacher Hitze etwa 5 Minuten köcheln lassen. Die Sahne unterrühren und alles offen noch etwa 3 Minuten einköcheln lassen.

• Den Fisch hinzufügen und mit geschlossenem Deckel bei schwacher Hitze etwa 5 Minuten gar ziehen lassen. Das Ragout mit Salz und Pfeffer abschmecken und mit dem Püree auf Tellern anrichten. Mit Dill bestreut servieren.

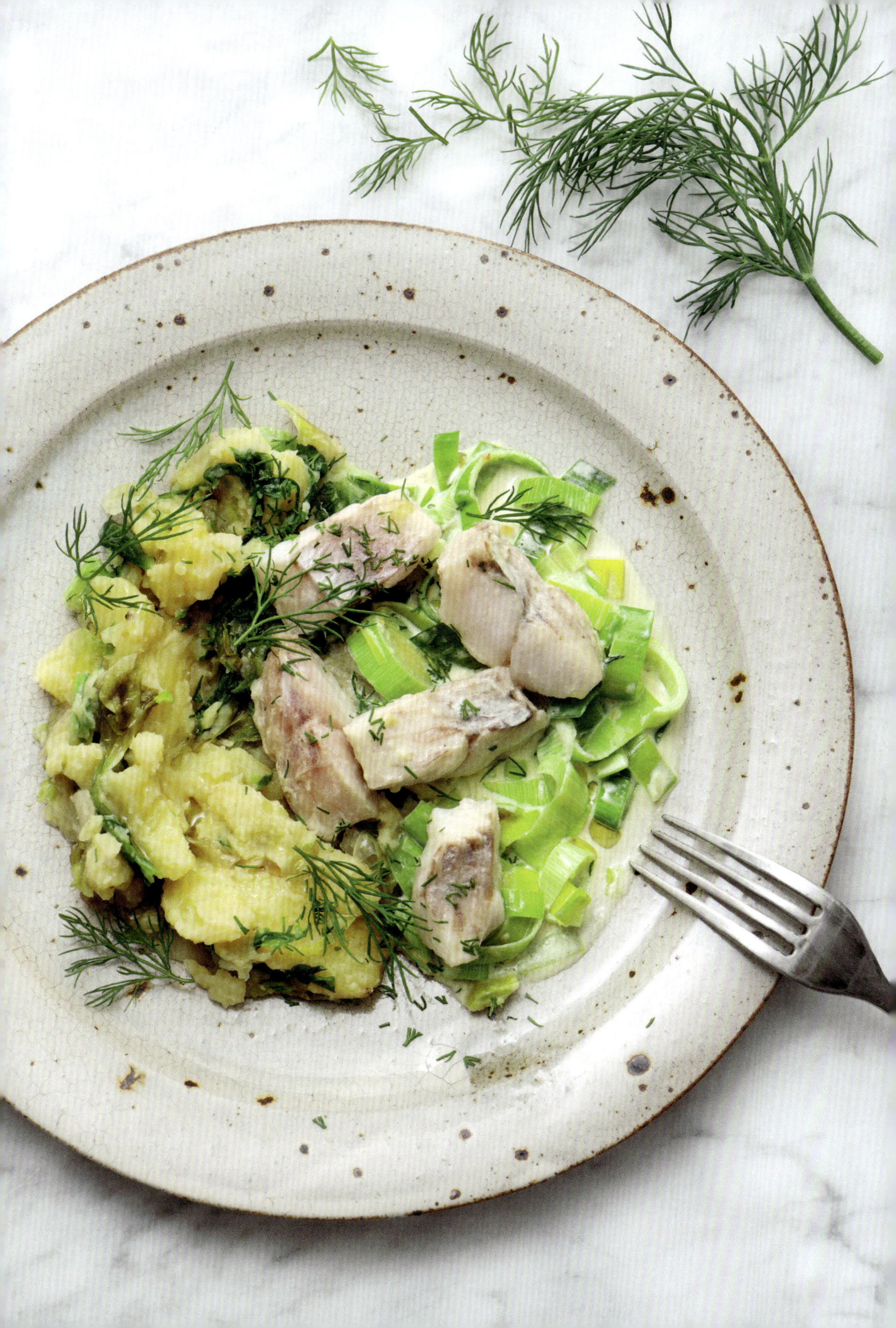

NASI GORENG MIT WILDLACHS

Für 2 Personen | Zubereitung: 40 Minuten | Abkühlen: 8 Stunden (über Nacht)

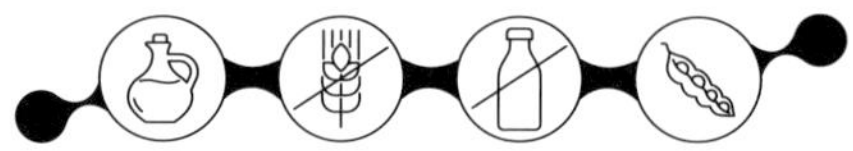

100 g Vollkornreis, Salz
1 Ei (Größe M)
Pfeffer
1 TL Butter
200 g Wildlachsfilet
1 Schalotte, 1 Knoblauchzehe
3 Frühlingszwiebeln
200 g Spitzkohl
1 rote Spitzpaprikaschote
2 EL Rapsöl
1 EL Verjus (Saft aus unreifen Trauben)
2 EL Coco Aminos (Würzsauce)

Pro Portion: ca. 610 kcal,
31 g EW, 30 g F, 52 g KH, 6 g BST

- Am besten am Vortag Reis in einem Topf in Salzwasser mit geschlossenem Deckel bei schwacher bis mittlerer Hitze 30 bis 35 Minuten nach Packungsanweisung bissfest garen. Danach in ein Sieb abgießen, gut abtropfen und über Nacht vollständig auskühlen lassen.

- Am nächsten Tag das Ei mit Salz und Pfeffer verquirlen. Die Butter in einer kleinen beschichteten Pfanne zerlassen und das Ei darin in etwa 4 Minuten zu einem dünnen Omelett backen. Herausnehmen, abkühlen lassen und in etwa 1 cm breite Streifen schneiden.

- Das Fischfilet waschen, trocken tupfen und in etwa 1½ cm große Stücke schneiden. Schalotte und Knoblauch schälen und fein würfeln. Die Frühlingszwiebeln putzen und waschen, das Weiße und das Hellgrüne separat in dünne Ringe schneiden. Spitzkohl putzen, waschen und den harten Strunk entfernen, den Kohl in etwa 1 cm dicke Streifen schneiden. Die Paprika längs halbieren, putzen, waschen und in feine Streifen schneiden.

- Im Wok oder in einer großen Pfanne 1 EL Öl erhitzen, Schalotte und Knoblauch darin bei mittlerer Hitze etwa 2 Minuten anbraten. Die Lachsstücke dazugeben und 2 bis 3 Minuten mitbraten, dann alles herausnehmen.

- Anschließend den Reis mit den weißen Frühlingszwiebelringen, dem Spitzkohl und den Paprikastreifen im Wok oder in der Pfanne mischen und etwa 2 Minuten unter Wenden dünsten.

- Das Nasi Goreng mit Verjus und Coco Aminos würzen und den Lachs-Mix und die Omelettstreifen untermischen. Alles mit Salz und Pfeffer würzig abschmecken, auf Tellern anrichten und mit den grünen Frühlingszwiebelringen bestreuen.

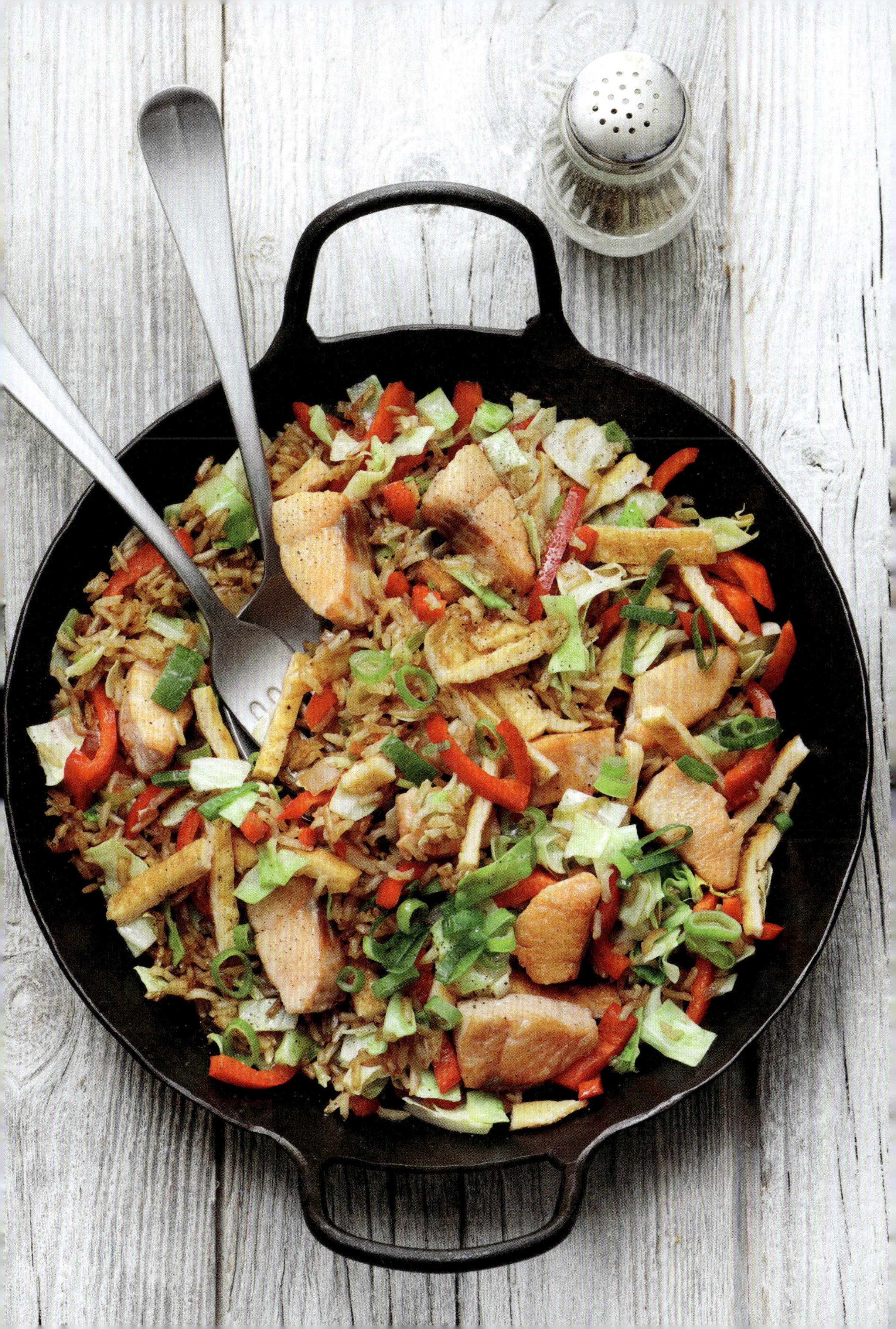

OBSTSALAT MIT MASCARPONE

Für 2 Personen | Zubereitung: 30 Minuten

½ Cantaloupe-Melone (ca. 350 g)
1 kleiner säuerlicher Apfel (z. B. Elstar)
75 g Brombeeren
2 EL naturtrüber Apfelsaft
1 EL Kürbiskerne
3 TL flüssiger Honig
2 EL Mascarpone
150 g Magerquark
¼ TL gemahlene Vanille
1 Stiel Minze

Pro Portion: ca. 365 kcal,
14 g EW, 16 g F, 38 g KH, 4 g BST

- Die Kerne der Melone entfernen und aus dem Fruchtfleisch mit dem Kugelausstecher kleine Kugeln formen (Reste anderweitig verwenden). Den Apfel waschen, vierteln, entkernen und quer in dünne Scheiben schneiden. Die Beeren verlesen, waschen und vorsichtig trocken tupfen.

- Das vorbereitete Obst in einer Schüssel vorsichtig mit dem Apfelsaft mischen und abgedeckt kühl stellen.

- Währenddessen die Kürbiskerne grob hacken und mit 2 TL Honig in einer kleinen beschichteten Pfanne ohne Fett anrösten, danach vom Herd nehmen und etwas abkühlen lassen.

- Den Mascarpone mit dem Quark, der Vanille und dem übrigen Honig (1 TL) mit den Schneebesen des Handrührgeräts cremig verrühren. Die Minze waschen, trocken tupfen und die Blätter abzupfen.

- Den Obstsalat mit der Mascarponecreme in Schalen anrichten und mit den Honig-Kürbiskernen bestreuen. Zuletzt mit den Minzeblättern garnieren.

GUT ZU WISSEN

Je nach Saison und Angebot können Sie auch andere histaminarme Früchte für den Salat verwenden, beispielsweise Aprikosen, Heidelbeeren, Feigen, Johannisbeeren, Kirschen, Pfirsiche oder Nektarinen.

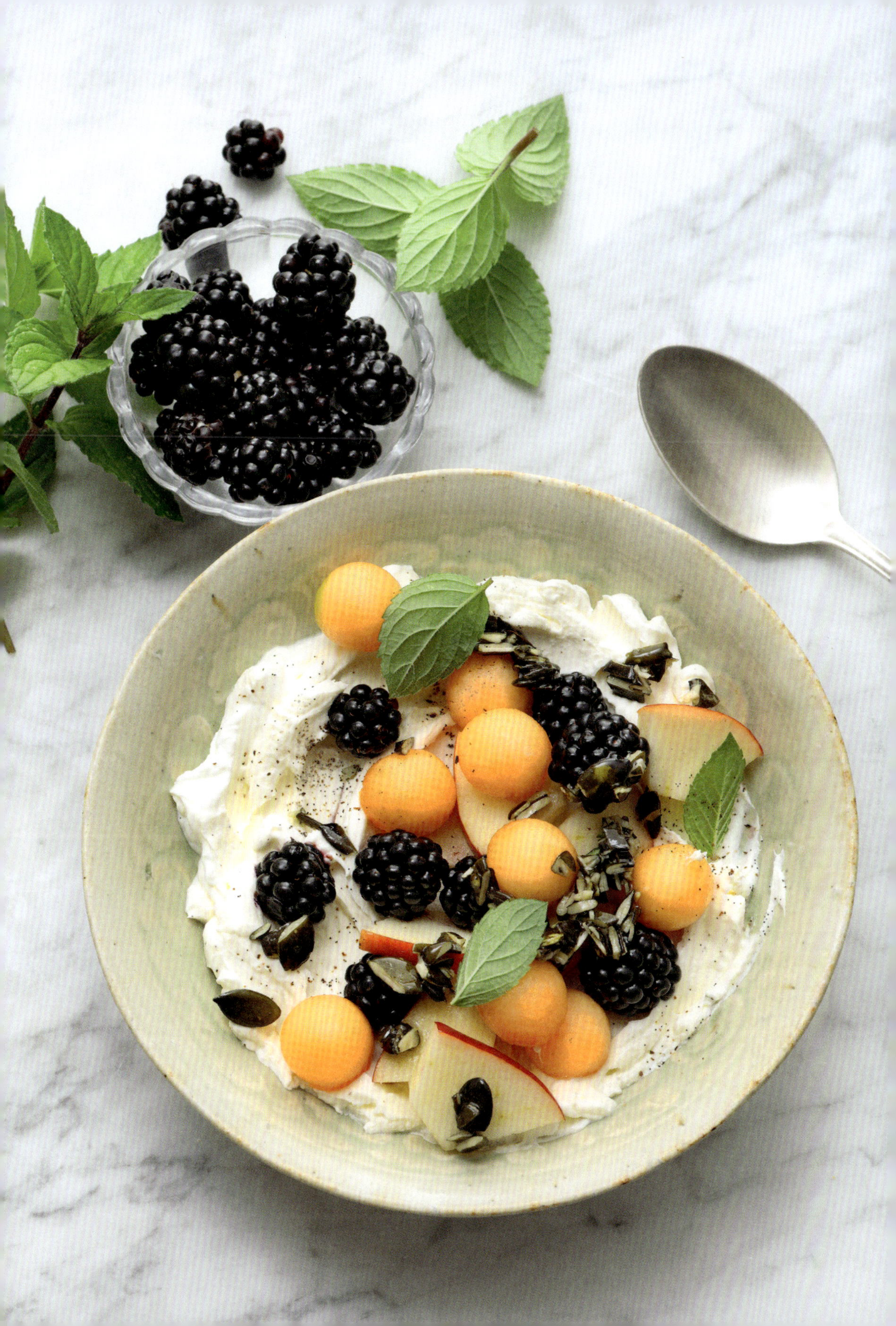

MANGO-KOKOS-CHEESECAKE IM GLAS

Für 2 Personen | Zubereitung: 25 Minuten | Kühlen: 2 Stunden

40 g zarte Haferflocken
150 g Kokosmilch
2 TL flüssiger Honig
200 g Mangofruchtfleisch
200 g Schichtkäse
(ersatzweise Magerquark)
2 Msp. gemahlene Vanille
20 g weiße Schokolade (ohne Zusätze)

Pro Portion: ca. 300 kcal,
17 g EW, 7 g F, 39 g KH, 3 g BST

- Die Haferflocken im Blitzhacker fein zerkleinern und in einer Pfanne ohne Fett in 3 bis 4 Minuten hellbraun anrösten. 50 g Kokosmilch und den Honig dazugeben und so lange unterrühren, bis alles gut gemischt ist. Den Flocken-Mix vom Herd nehmen, auf 2 Gläser (à ¼ l) verteilen und mit einem Löffel am Boden leicht andrücken.

- Von dem Mangofruchtfleisch zum Garnieren etwa 50 g abgedeckt kühl stellen. Den Rest in grobe Würfel schneiden und in einem hohen Rührbecher mit 1 bis 2 EL Wasser mit dem Stabmixer pürieren.

- Den Schichtkäse mit der übrigen Kokosmilch (100 g) glatt verrühren und die Vanille untermischen. Die Creme vorsichtig auf die Gläser verteilen, das Mangopüree daraufschichten und alles abgedeckt 2 Stunden kühl stellen.

- Vor dem Servieren das übrige Mangofruchtfleisch in kleine Würfel schneiden. Die Schokolade mit einem Sparschäler in Späne hobeln. Die Mangowürfel auf dem Dessert verteilen und mit den Schokospänen bestreuen.

VERTRÄGLICHKEITS-CHECK

Kakao enthält zwar kaum Histamin, dafür aber biogene Amine, die den Histaminabbau hemmen können. Weiße Schokolade wird ohne Kakao, nur mit Kakaobutter hergestellt und gilt daher – zumindest in kleinen Mengen – als besser verträglich. Achten Sie beim Kauf von weißer Schokolade aber darauf, dass sie frei von Zusätzen wie Sojalecithin und Emulgatoren ist.

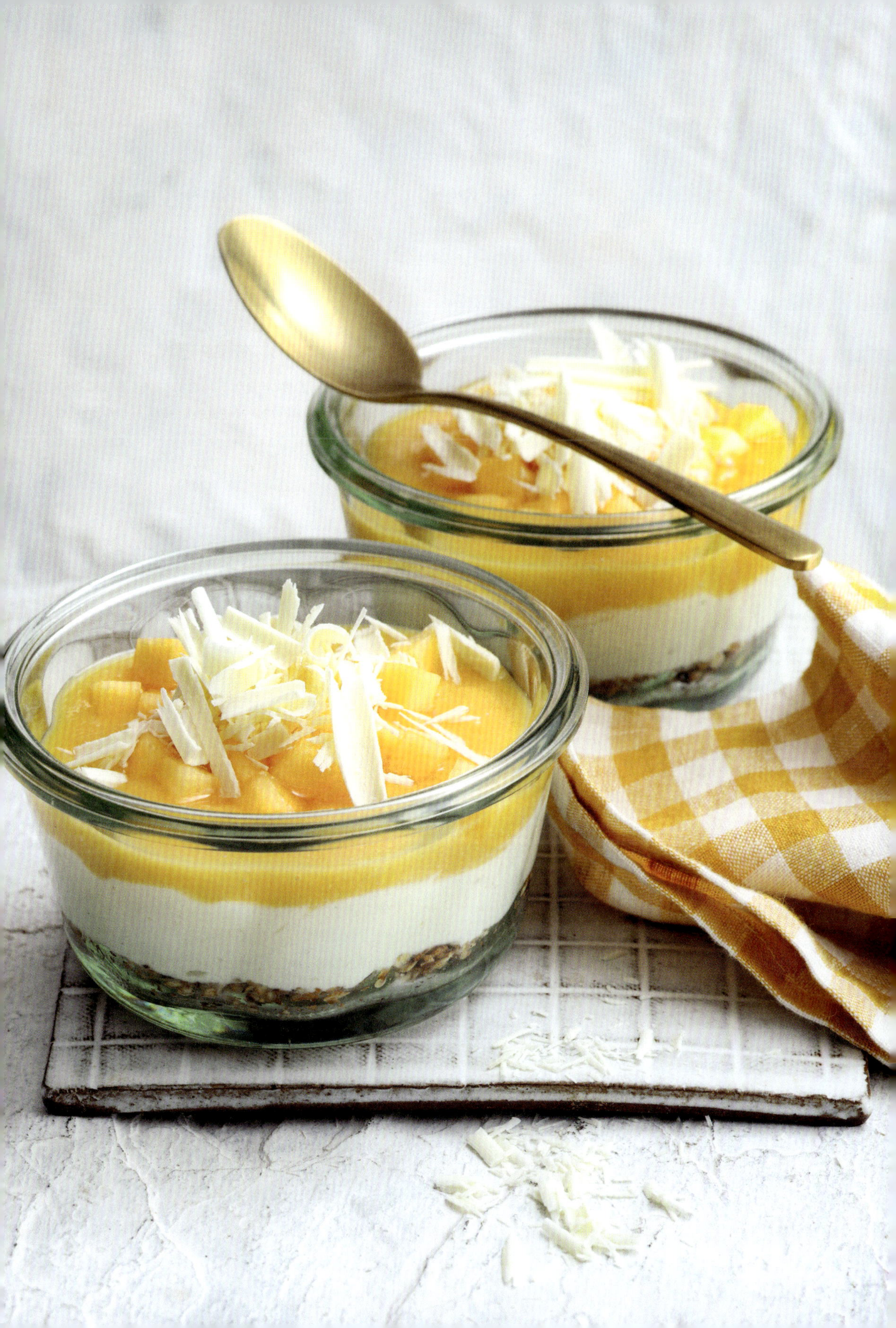

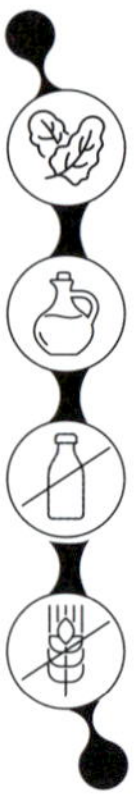

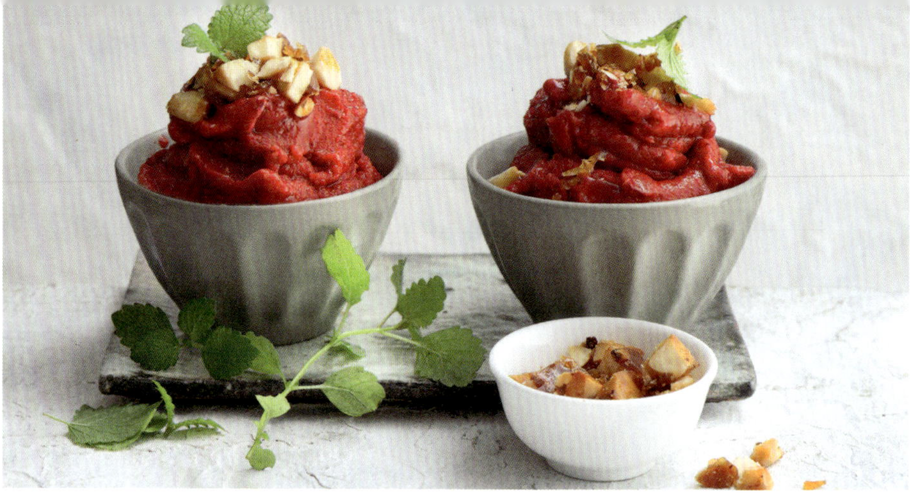

SAUERKIRSCHEIS MIT NUSS-CRUNCH

Für 2 Personen | Zubereitung: 20 Minuten

6 Paranusskerne (ca. 60 g)
1 TL natives Kokosöl
1 EL Zucker
200 g tiefgekühlte Sauerkirschen
100 g Kokosmilch
2 TL Ahornsirup
1 Stiel Zitronenmelisse

Pro Portion: ca. 330 kcal,
6 g EW, 24 g F, 21 g KH, 3 g BST

- Paranüsse grob hacken. Das Kokosöl in einer kleinen Pfanne erhitzen, den Zucker dazugeben und unter Rühren karamellisieren. Die Nüsse hinzufügen und darin so lange wenden, bis sie rundum vom Karamell überzogen sind. Die Nussmasse auf einen Bogen Backpapier geben, flach streichen und abkühlen lassen.

- Inzwischen die gefrorenen Kirschen mit Kokosmilch und Ahornsirup im Standmixer oder in einem hohen Rührbecher mit dem Stabmixer zu einem feinen Eis pürieren.

- Das Eis auf Dessertgläser verteilen und mit dem Paranuss-Crunch bestreuen. Die Zitronenmelisse waschen, trocken tupfen und die Blätter abzupfen. Das Kirscheis mit der Zitronenmelisse garniert servieren.

GUT ZU WISSEN

Paranüsse liefern reichlich Selen. Dieses Spurenelement ist an vielen Stoffwechselprozessen beteiligt und stärkt das Immunsystem. Da Paranüsse von Natur aus radioaktive Stoffe enthalten, sollte man pro Tag aber nicht mehr als 2 bis 3 Stück essen.

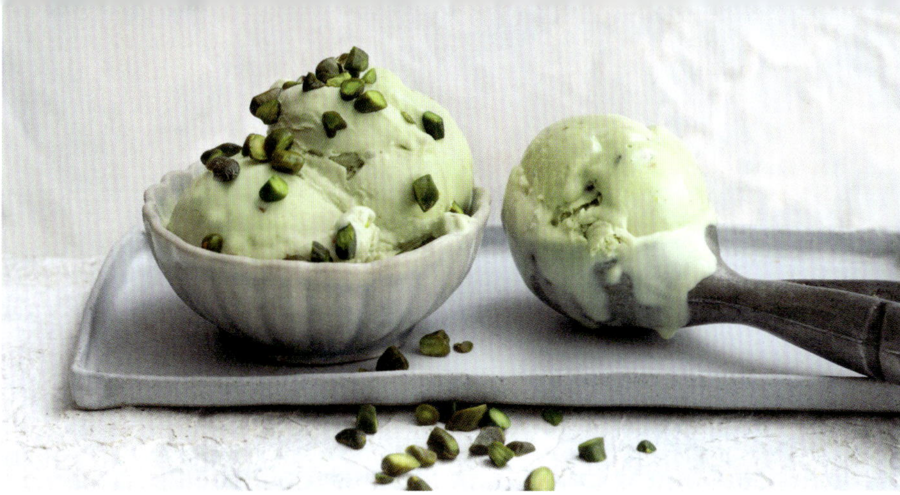

PISTAZIEN-VANILLE-EIS

Für 4 Personen | Zubereitung: 30 Minuten | Kühlen: 30 Minuten | Gefrieren: 40 Minuten

100 g Pistazienkerne (ungesalzen)
1 Vanilleschote
100 ml ungesüßter Mandeldrink
150 g Sahne
2 Eigelbe (Größe M)
50 g Zucker

Pro Portion: ca. 360 kcal,
8 g EW, 29 g F, 17 g KH, 3 g BST

- Von den Pistazienkernen 75 g abnehmen und im Mixer fein mahlen. Die Vanilleschote längs aufschneiden und das Mark herauskratzen.

- In einem kleinen Topf Mandeldrink und Sahne mit Vanilleschote und -mark unter Rühren langsam erhitzen und einmal kurz aufkochen. Anschließend vom Herd nehmen und die Vanilleschote wieder entfernen. Die gemahlenen Pistazienkerne unterrühren und die Pistazien-„Milch" warm halten.

- Die Eigelbe mit dem Zucker in einer Metallschüssel mit den Schneebesen des Handrührgeräts cremig verrühren. Die Pistazien-„Milch" zügig untermischen und alles auf dem heißen Wasserbad unter Rühren cremig eindicken lassen. Die Masse kurz abkühlen, dann im Kühlschrank noch etwa 30 Minuten abkühlen lassen.

- Die Masse in der Eismaschine 30 bis 40 Minuten gefrieren. Zum Servieren Kugeln abstechen und in Dessertschalen anrichten, die restlichen Pistazien (25 g) grob hacken und darüberstreuen.

VERTRÄGLICHKEITS-CHECK

Testen Sie aus, ob Sie Pistazien vertragen! Falls nicht, können Sie das Eis genauso gut mit 100 g Kürbiskernen oder geschälten Maronen (vorgegart und vakuumiert) zubereiten.

APRIKOSEN-CRUMBLE MIT RICOTTA

Für 2 Personen | Zubereitung: 20 Minuten | Backen: 25 Minuten

20 g Macadamianusskerne (ungesalzen)
50 g zarte Haferflocken
20 g Vollkorndinkelmehl
20 g Butter
¼ TL Zimtpulver
1½ EL Ahornsirup
300 g Aprikosen
1 EL Verjus (Saft aus unreifen Trauben; ersatzweise naturtrüber Apfelsaft)
100 g Ricotta (45 % Fett i. Tr.)
4 EL ungesüßter Mandeldrink
¼ TL gemahlene Vanille

Pro Portion: ca. 470 kcal,
11 g EW, 24 g F, 46 g KH, 7 g BST

- Den Backofen auf 180 °C vorheizen. Die Macadamianüsse fein reiben und mit Haferflocken und Mehl in einer Schüssel mischen. Die Butter in Flocken mit dem Zimtpulver und 1 EL Ahornsirup zum Haferflocken-Mix geben und mit den Händen gut zu Streuseln verkneten.

- Aprikosen waschen, halbieren, entsteinen und in schmale Spalten schneiden. Die Aprikosenstücke in einer Auflaufform (ca. 15 x 25 cm) auslegen und mit dem Verjus beträufeln.

- Die Streusel auf den Aprikosen verteilen und den Aprikosen-Crumble im Ofen auf der mittleren Schiene in 20 bis 25 Minuten goldbraun backen.

- Inzwischen den Ricotta mit dem Mandeldrink, der Vanille und dem restlichen Sirup (½ EL) verrühren. Den Crumble aus dem Ofen nehmen, am besten heiß oder lauwarm auf Tellern anrichten und mit der Ricottacreme garnieren. Den Crumble für 2 Personen als süßes Hauptgericht servieren, für 4 Personen ergibt er ein Dessert.

GUT ZU WISSEN

Außerhalb der Aprikosensaison können Sie den Crumble mit Pfirsichen, Nektarinen, Süß- oder Sauerkirschen (frisch oder tiefgekühlt und aufgetaut) zubereiten. Auch Zwetschgen und Pflaumen sind histaminarm und werden von den meisten gut vertragen. Im Zweifel vorsichtig testen!

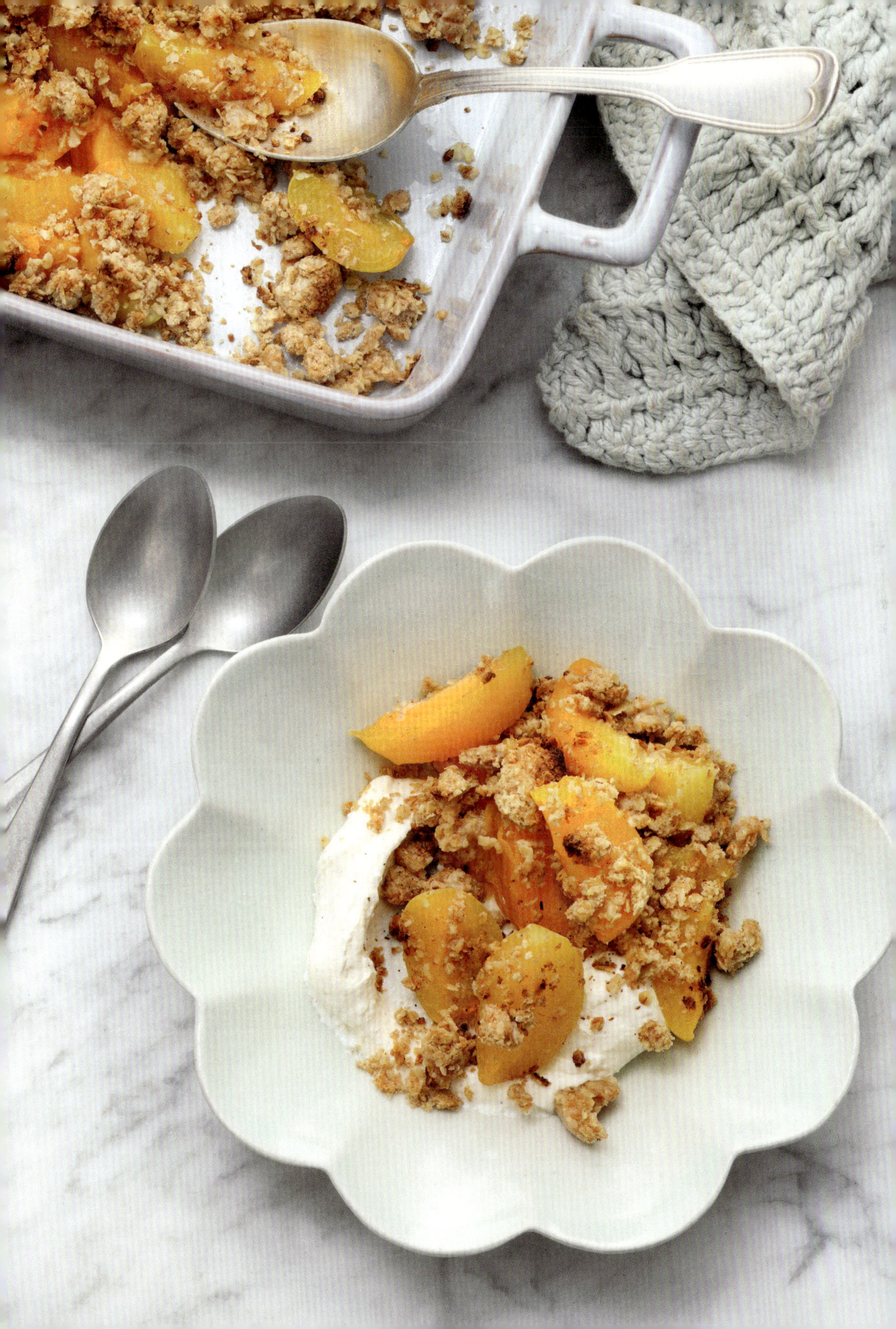

JOHANNISBEER-MUFFINS

Für 1 12er-Muffinblech | Zubereitung: 25 Minuten | Backen: 20 Minuten

50 g zarte Haferflocken
¼ l ungesüßter Mandeldrink
150 g Rote Johannisbeeren
180 g Dinkelmehl (Type 1050)
1 TL Weinsteinbackpulver
1 TL Zimtpulver
2 Eier (Größe M)
100 g Zucker
100 ml Rapsöl
12 Muffin-Papierbackförmchen

Pro Stück: ca. 200 kcal,
4 g EW, 10 g F, 22 g KH, 2 g BST

• Den Backofen auf 200 °C vorheizen. Die Mulden des Muffinblechs mit den Papierbackförmchen auslegen. In einer Schüssel die Haferflocken mit dem Mandeldrink verrühren und etwa 5 Minuten quellen lassen. Inzwischen die Johannisbeeren verlesen, waschen und trocken tupfen, die Beeren von den Rispen zupfen.

• Mehl mit Backpulver und Zimt mischen. Die Eier in einer Rührschüssel verquirlen, eingeweichte Haferflocken, Zucker und Öl hinzufügen und alles mit den Schneebesen des Handrührgeräts gut mischen. Danach die Mehlmischung unter die Eiermasse rühren, zuletzt die Johannisbeeren mit einem Teigspatel unterheben.

• Den Teig auf die Mulden des Muffinblechs verteilen und die Muffins im Ofen auf der mittleren Schiene in etwa 20 Minuten goldbraun backen. Herausnehmen und etwa 5 Minuten in der Form abkühlen lassen. Anschließend die Muffins aus den Mulden lösen und auf einem Kuchengitter vollständig abkühlen lassen.

IDEE ZUM TESTEN

Wer eine feinsäuerliche Note wünscht, kann den Mandeldrink durch Buttermilch ersetzen. Diese wird mit Milchsäurebakterien fermentiert, allerdings nur wenige Stunden, dabei entwickelt sich kaum Histamin. Wer empfindlich reagiert, sollte mit kleineren Portionen die individuelle Toleranzschwelle austesten. Histamin ist hitzestabil und wird daher auch beim Backen oder Kochen nicht zerstört.

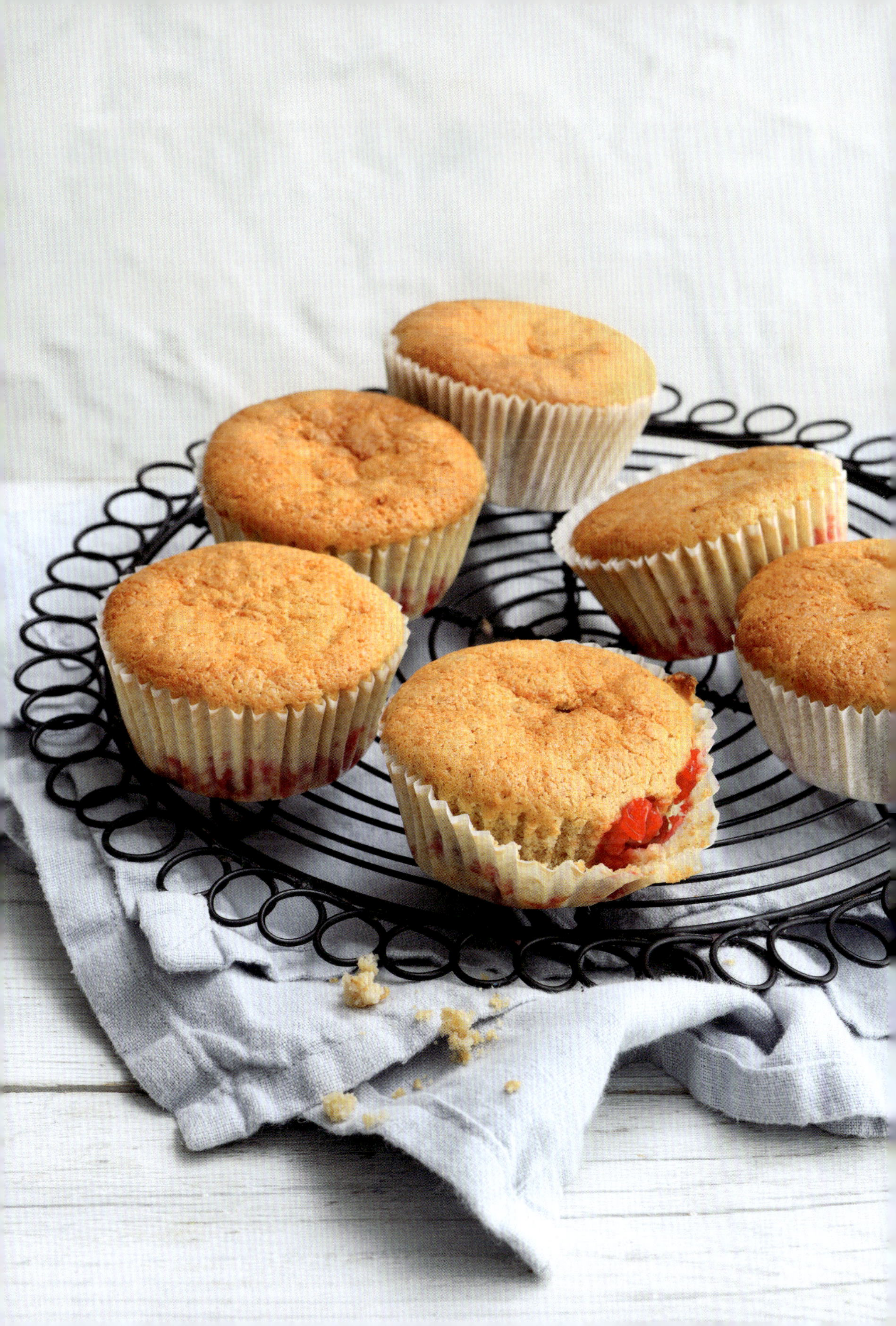

QUARK-SOUFFLÉS MIT FRUCHTSALAT

Für 4 ofenfeste Förmchen (à ca. 150 ml) | Zubereitung: 30 Minuten | Backen: 18 Minuten

weiche Butter und Dinkelmehl
für die Förmchen
2 Eier (Größe L)
Salz
2 EL Zucker
200 g Magerquark
2 TL Dinkelmehl (Type 1050)
¼ TL gemahlene Vanille
2 Msp. Zimtpulver
4 TL Verjus (Saft aus unreifen Trauben)
1 säuerlicher Apfel (z. B. Elstar)
1 Nektarine
100 g Heidelbeeren
2 TL flüssiger Honig

Pro Portion: ca. 200 kcal,
11 g EW, 5 g F, 24 g KH, 3 g BST

- Den Backofen auf 200 °C vorheizen. Die Förmchen mit Butter einfetten und mit Mehl ausstreuen, überschüssiges Mehl wieder ausklopfen.

- Eier trennen. Die Eiweiße mit 1 Prise Salz in einem hohen Rührbecher steif schlagen, dabei nach und nach den Zucker einrieseln lassen.

- Die Eigelbe mit Quark, Mehl, Vanille, Zimt und 2 TL Verjus in einer Rührschüssel mit den Schneebesen des Handrührgeräts aufschlagen. Den Eischnee auf die Masse geben und mit einem Teigspatel vorsichtig unterheben.

- Die Quarkmasse bis knapp unter den Rand in die Förmchen füllen. Die Soufflés im Ofen auf der 2. Schiene von unten 15 bis 18 Minuten backen – Achtung, dabei die Ofentür nicht öffnen!

- Währenddessen den Apfel waschen, vierteln und entkernen, die Apfelviertel quer in dünne Scheiben schneiden. Die Nektarine waschen, halbieren, entsteinen und in dünne Spalten schneiden. Heidelbeeren verlesen, waschen und trocken tupfen. Die vorbereiteten Früchte mit dem übrigen Verjus (2 TL) und dem Honig vorsichtig mischen.

- Die Soufflés aus dem Ofen nehmen und in den Förmchen mit dem Fruchtsalat auf Tellern anrichten. Anstatt mit Obstsalat können Sie die Soufflés auch mit 1 Kugel Sauerkirscheis (siehe Seite 160) servieren.

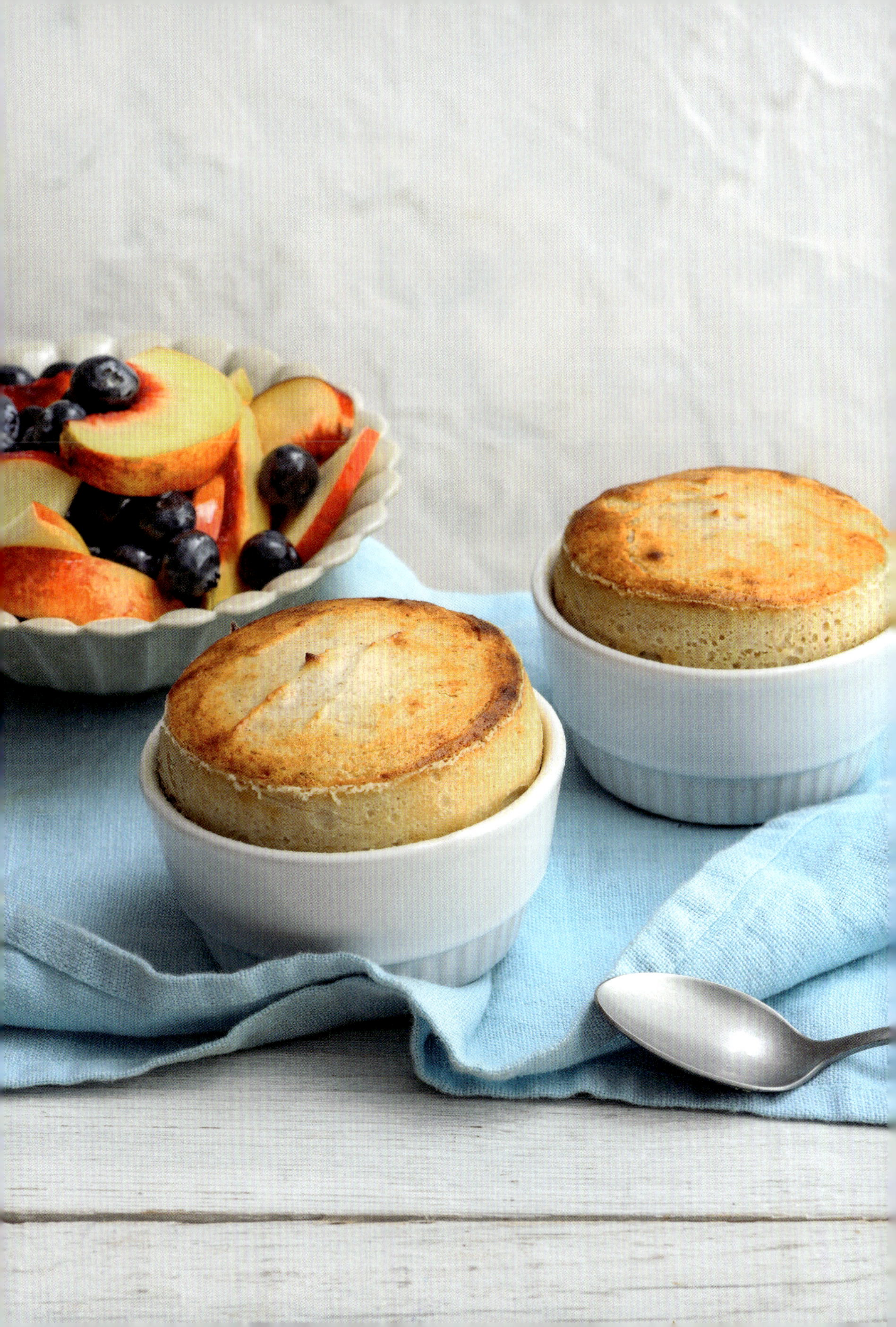

SACHREGISTER

REZEPTREGISTER

W/Z

Hinweis

LITERATUR UND ADRESSEN

BÜCHER, DIE WEITERHELFEN

Jarisch, Reinhart: Histaminintoleranz – Ursachen, Symptome, Behandlung. Alles für ein beschwerdefreies Leben. Vom Entdecker der HIT, Trias 2021

Kamp, Anne: Histaminintoleranz: Ein ganzheitlicher Ansatz für beschwerdefreien Genuss, GU 2024

Kauffmann, Kyra und Sascha: Der Histamin-Irrtum: Weg von Radikaldiäten und Verbotslisten – die Formel für ein gesundes Leben mit Histamin, VAK 2021

Kauffmann, Kyra und Sascha: Histamin-Irrtum – das Praxisbuch: Wirksame Tools für eine gezielte Selbsthilfe bei histaminbedingten Beschwerden, VAK 2025

Storr, Martin: Sofortratgeber Histaminintoleranz: Verstehen, erkennen, behandeln – so wird's gemacht, Eigenverlag 2022

HILFREICHE ADRESSEN

Arbeitskreis Diätetik in der Allergologie
www.ak-dida.de

Bundesverband Deutscher Ernährungsmediziner e. V.
www.bdem.de

BerufsVerband Oecotrophologie e. V.
www.vdoe.de

Deutscher Allergie- und Asthmabund e. V.
www.daab.de

Schweizerische Interessengemeinschaft Histamin-Intoleranz (SIGHI)
www.histaminintoleranz.ch

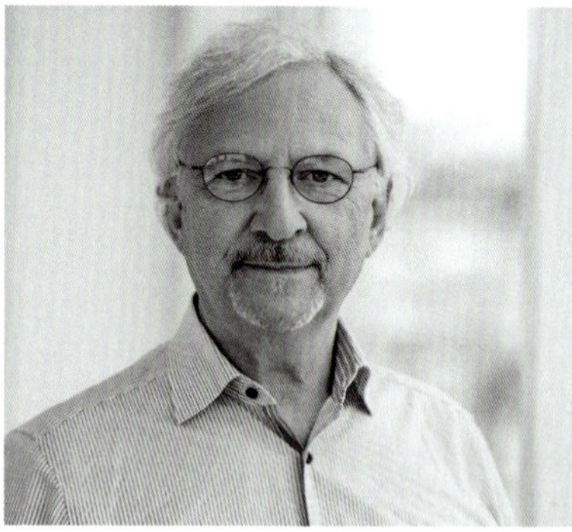

ZUM AUTOR

Dr. med. Jörn Klasen ist Facharzt für Innere Medizin mit Schwerpunkt Magen-, Darm- und Lebererkrankungen, Ernährungsmediziner sowie Arzt für Anthroposophische Medizin und Naturheilverfahren. Über 15 Jahre war er Chefarzt und zehn Jahre stellvertretender ärztlicher Direktor am Asklepios Westklinikum Hamburg. Danach war er am Medizinicum Hamburg tätig und dort für den Bereich integrative Medizin verantwortlich. Jörn Klasen ist Bestseller-Autor und hat zahlreiche Bücher zu ernährungsmedizinischen Themen veröffentlicht. Mit seiner Partnerin lebt er bei Bremen auf dem Land.

Weitere Bücher des Autors:

- Runter mit dem Bluthochdruck
- Gemeinsam gegen Rheuma (mit Dr. Keihan Ahmadi-Simab)
- Tschüss, Fettleber
- Endlich wieder im Gleichgewicht bei Hashimoto
- Gesunde Ernährung heute und morgen (mit Dr. Fionna Zöllner)
- Die Bücher der Ernährungs-Docs

IMPRESSUM

Hinter jedem tollen Buch steckt ein starkes Team
Projektleitung: *Kathrin Ullerich*
Mitarbeit am Text: *Julia Voigtländer*
Rezeptentwicklung: *Martina Kittler*
Lektorat: *Kathrin Gritschneder*
Covergestaltung: *Ina Zimmermann*
Grafische Gestaltung und Satz: *Ina Zimmermann, Georg Feigl*
Foodgrafie: *Mathias Neubauer*
Foodstyling: *Manuel Weyer*
Porträtfotos: *Claudia Timmann*
Herstellung: *Frank Jansen*
Producing: *Jan Russok*
Druck & Bindung: *optimal media GmbH, Röbel*

2. Auflage 2026
© 2026 Edel Verlagsgruppe GmbH,
Neumühlen 17, 22763 Hamburg
ISBN: 978-3-96584-596-1
Redaktionsanschrift:
ZS, Edel Verlagsgruppe GmbH,
Kaiserstraße 14b, 80801 München
www.zsverlag.de/kontakt
www.edelverlagsgruppe.de/kontakt

BILDNACHWEIS

Shutterstock: S. 17, 18, 28, 35, 38, 39
Illustrationen: Shutterstock

LIEBE LESERINNEN, LIEBE LESER,

wie schön, dass Sie ein Buch von ZS in den Händen halten. „Jetzt leben!“ ist das Motto unseres Verlages. Es steht für Genuss und Inspiration, Unterstützung und Motivation. Ob Kulinarik oder Fitness, Gesundheit oder Lebenshilfe – seit über 30 Jahren bieten wir kompetente Ratgeber für (fast) alle Lebenslagen. Wir lieben Tradition genauso wie Innovation – sie treiben uns an. Unsere Autorinnen und Autoren sind Menschen, die zu ihrem Thema wirklich etwas zu sagen und zu schreiben haben. Unsere Produkte sind erzählerisch, appetitmachend und als gedruckte Bücher haptisch echte Erlebnisse. Für Sie mit ganz viel Liebe gemacht! Entdecken Sie mehr aus unserer wunderbaren Welt!

UNSER VERLAGSHAUS

Mit Standorten in Hamburg und München zählt die Edel Verlagsgruppe zu den größten unabhängigen Buchanbietern Deutschlands. Zur Gruppe gehören die Verlage Dr. Oetker Verlag, Edel Sports, KARIBU und ZS.

ZS - Ein Verlag der Edel Verlagsgruppe
www.zsverlag.de
www.facebook.com/zsverlag
www.instagram.com/zsverlag

Schilddrüse im Lot,

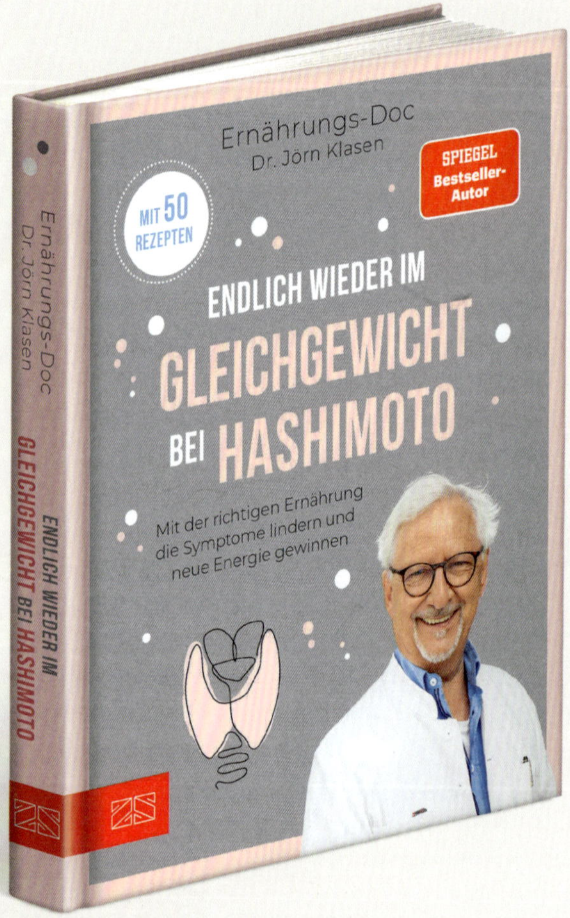

Dr. med. Jörn Klasen
Endlich wieder im Gleichgewicht bei Hashimoto

ISBN 978-3-96584-382-0

Energielevel im Plus!